宝宝发烧怎么办

薛爱红　张荣君 ♥ 主编

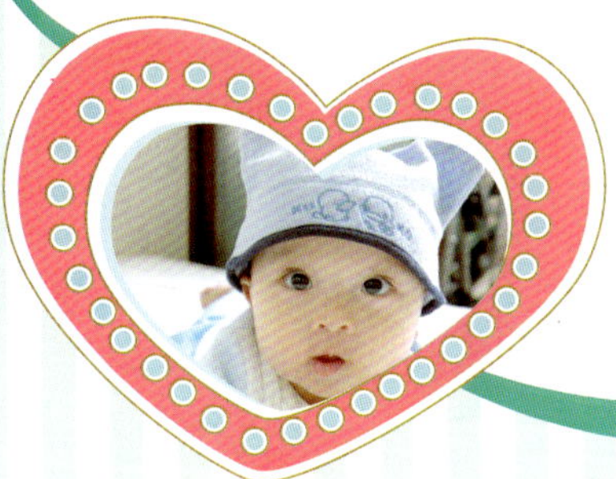

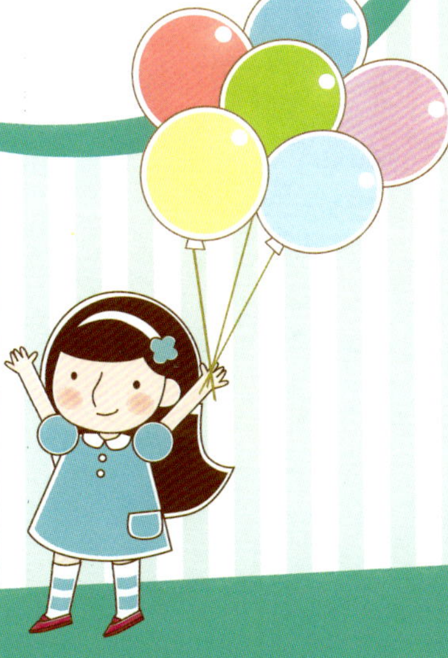

青岛出版社
QINGDAO PUBLISHING HOUSE
国家一级出版社
全国百佳图书出版单位

图书在版编目（CIP）数据
宝宝发烧怎么办/薛爱红，张荣君主编，青岛：青岛出版社，2011.10
（育儿生活丛书）
ISBN 978-7-5436-7291-8
Ⅰ.①宝… Ⅱ.①薛… ②张… Ⅲ.①小儿疾病：发热－诊疗
②小儿疾病：发热－护理 Ⅳ.①R720.597②R473.72
中国版本图书馆CIP数据核字（2011）第124277号

书　　名 宝宝发烧怎么办
丛书名称 育儿生活丛书
本书主编 薛爱红　张荣君
本书编委 王　丹　张　青　杨　雪　刘琼琼　侯　梅
于桂玲　朱　萍　张　力　李　君　赵　懿
出版发行 青岛出版社
社　　址 青岛市海尔路182号（266061）
本社网址 http://www.qdpub.com
邮购电话 0532-80998664　13335059110
策划编辑 张化新
责任编辑 刘晓艳
特约编辑 逄　丹
装帧设计 本色国际传媒
制　　版 青岛艺鑫制版印刷有限公司
印　　刷 青岛嘉宝印刷包装有限公司
出版日期 2011年10月第1版　2011年10月第1次印刷
开　　本 32开（715mm x 1015mm）
印　　张 4.5
书　　号 ISBN 978-7-5436-7291-8
定　　价 12.80元

编校质量、盗版监督免费服务电话 8009186216
（青岛版图书售出后如发现印装质量问题，请寄回青岛出版社印刷物资处调换。
电话：0532-68068629）

FOREWORD

前言

小儿发烧是小儿最为常见的症状，也是父母亲最为担心的事情，吃药怕影响宝贝儿的健康，不吃药又担心烧坏小脑袋。到底家长们应该用什么样的态度来面对宝宝的发烧呢?

本书就和爸爸妈妈们一起聊聊宝宝发烧了，究竟该怎么办。宝宝发烧不可怕，请父母不要担心，愿天下宝宝健康成长!

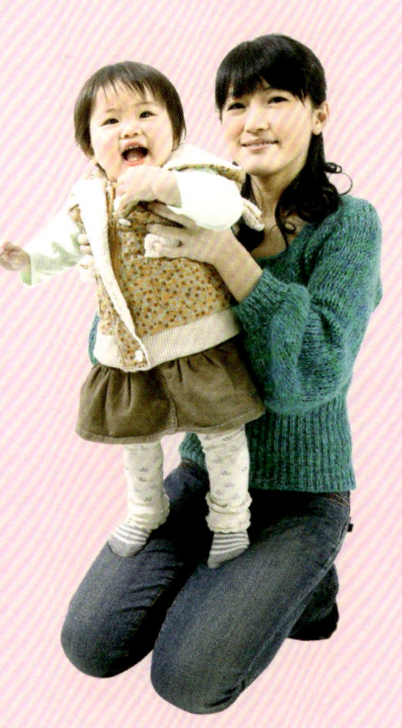

CONTENTS

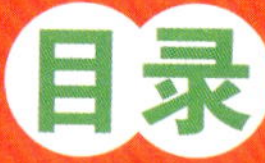

BAO BAO FA SHAO ZEN ME BAN

目录 宝宝发烧怎么办

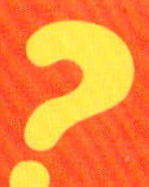

PART 1 宝宝为什么会发烧？

PART 2 如何判断宝宝发烧？

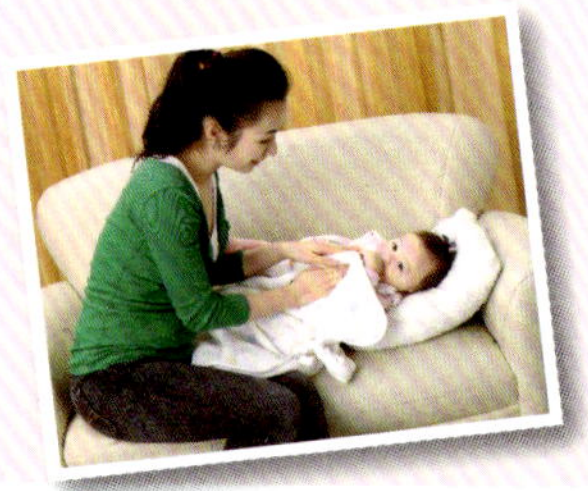

PART 3
怎样预防宝宝发烧?

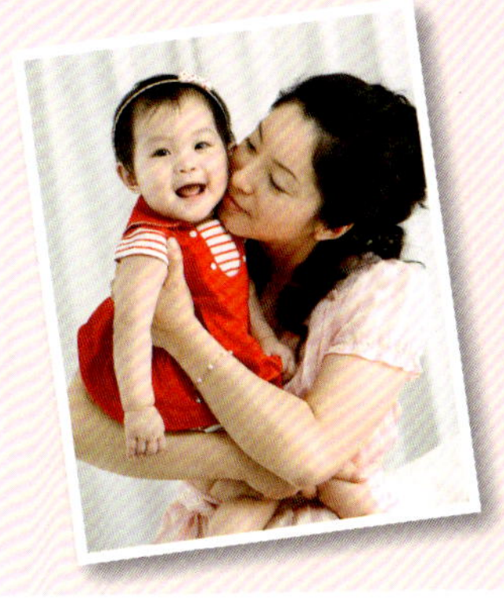

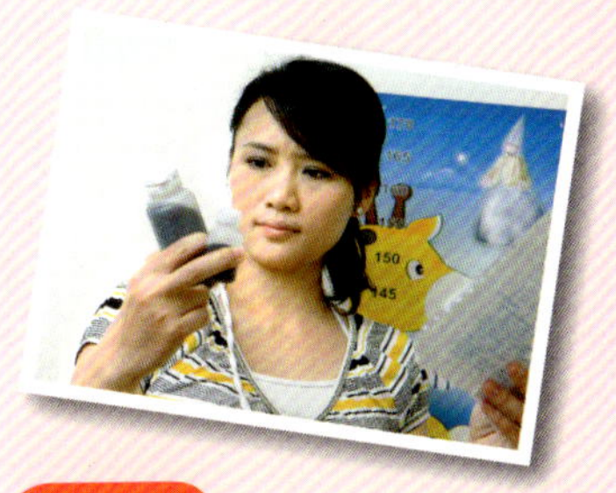

PART 4
发烧疾病的治疗与护理原则

PART 5 宝宝发烧居家护理

PART 6 宝宝发烧食疗菜谱

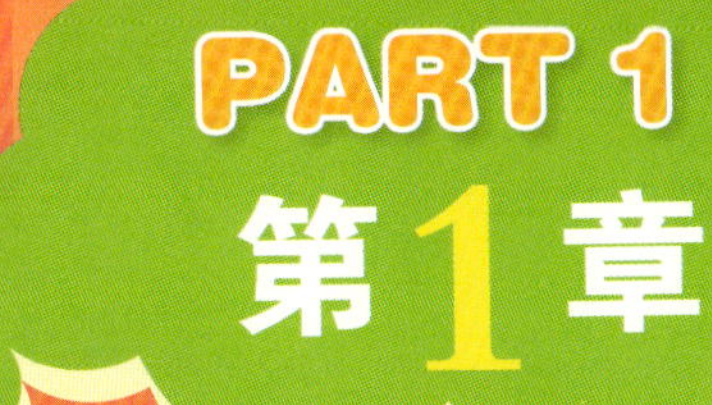

PART 1 第1章

宝宝为什么会发烧？

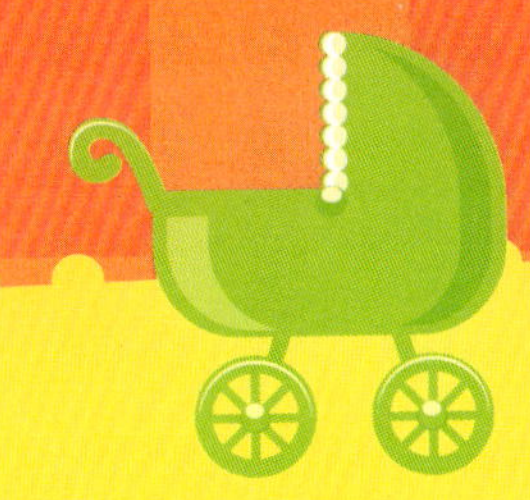

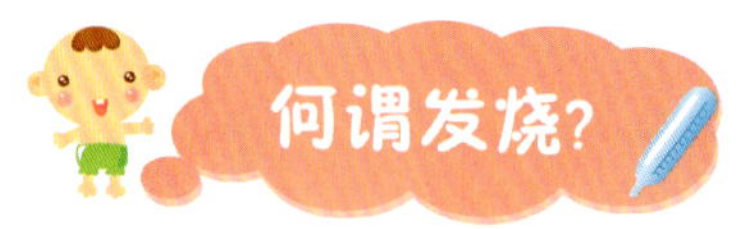

人体体温超过37.2℃即为发烧。人的体温是由大脑内的体温调节中枢来调节的，且会有傍晚时体温稍偏高、清晨时偏低的体温节律现象，所以一般正常时的体温平均为37℃左右，其范围在36～37.2℃。临床上，不论是成人或儿童，当体内的中心温度超过37.2℃以上时就可称为“发烧”。

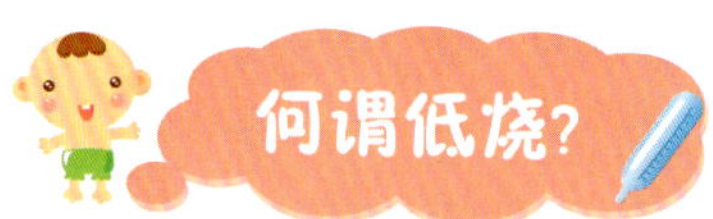

低烧是指体温在37.5～38℃持续2星期以上，往往伴有食欲不振、疲乏或其他疾病表现的一种情况。在夏天低烧的宝宝较多见，一般检查往往难以发现异常，从而给诊断带来一定的困难。

小叮咛

我们通常使用体温计放在腋下测量体温，所以本书提到的体温如无特指，一般为腋下体温。

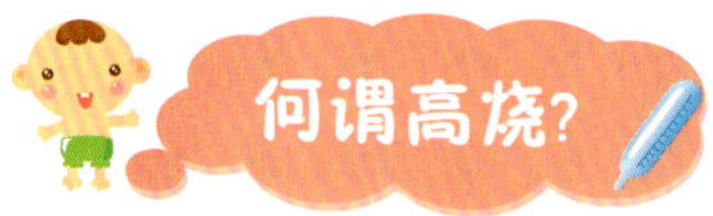

一般以体温超过39.5℃谓之高烧。虽然小病可以高烧，

反之大病可以无烧，但从安全考虑，一般都先假设高烧较严重，直至找到肯定的病因。

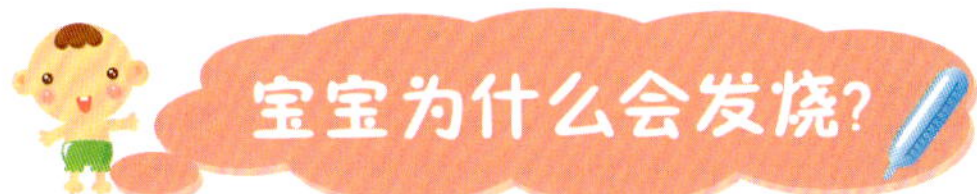

宝宝为什么会发烧?

宝宝发烧的原因极多，通常是感染引起的。

宝宝发烧另一常见原因是防疫针后的反应。但同一时间亦可以是其他感染引起发烧，未看医生先假设一定是防疫针后的反应是危险的想法。

一般来说，观察宝宝的行为及其他症状比单方面注意温度高低更重要。

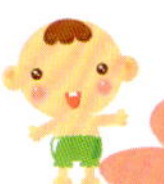

宝宝长期低烧原因各异

“伤食低烧”是指患儿因饮食或乳食过量而出现胃肠功能障碍和饮食积滞不化。常表现为低烧不退、厌食、呕吐等症状。

“病后低烧”是指小儿在患麻疹、白喉、百日咳、菌痢、乙型脑炎等传染病后，由于植物神经功能失调导致低烧不退。

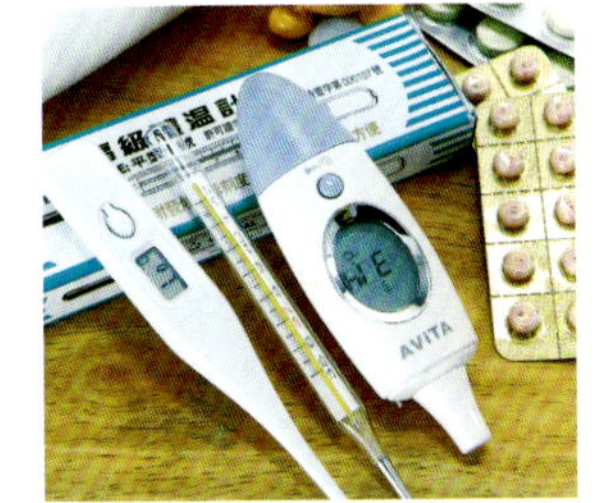

“感染性低烧”则是指因慢性感染引起的长期低烧，最常见的是肺结核，其次有慢性扁桃体炎、中耳炎、鼻窦炎、泌尿系统感染等。

“暑热症”是指在炎热夏季，婴幼儿由于体温调节功能差而出现的低烧，表现为口渴多饮、多尿、少汗等症状。一般来说，随着气温下降，低烧可逐渐消退。

“非感染性低烧”是指因内分泌系统疾病、结缔组织病、恶性淋巴瘤、慢性白血病等疾病引起的长期低烧。

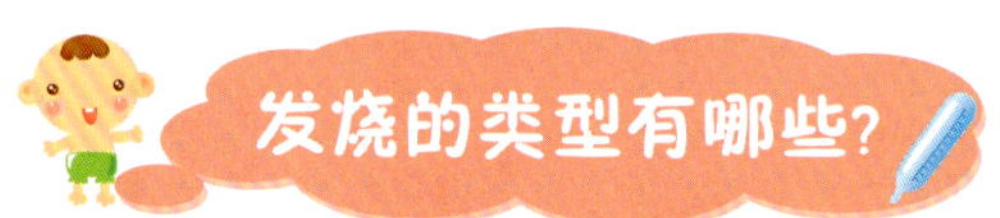

发烧的类型分为以下8种：

(1) **稽留热：**体温在39℃以上，每日波动范围不超1℃。

(2) **弛张热：**体温高时在39℃以上，低时可接近正常，每日波动范围很大，高低相差2℃以上。

(3) **间歇热：**是发烧期与无热期每隔一两天交替出现，如：隔日发烧一次的疟疾。

(4) **再发烧又称回归热：**指较长的发烧期与无热期交替出现，发烧时高烧骤起，数日后骤退，数日后又再发烧。

(5) **波浪热：**发烧逐渐上升，逐渐下降，又逐渐上升，再逐渐下降，呈波浪状。

(6) **双峰热：**一日之内热度两度上升、下降，每次升降相差在 1℃左右。

(7) 消耗热：热度在一天内变动幅度很大，高时可达40℃以上，低时又可降至正常以下。

(8) 不规则发烧：每日发烧高低不等，没有规律，呈不规则波动。

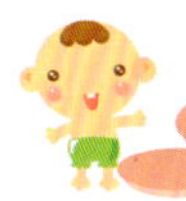

儿童过量补充维生素D会发烧吗？

如果给孩子口服或注射过量维生素D，会导致小肠对钙的吸收增加。当血钙持续在较高水平时，将使交感神经兴奋，加上小儿血管壁对血管紧张素的敏感性较强，可造成皮肤血管收缩，使人体难以排汗，导致体温调节障碍，体内热量散发不出去而积蓄过多，进而引起发烧。

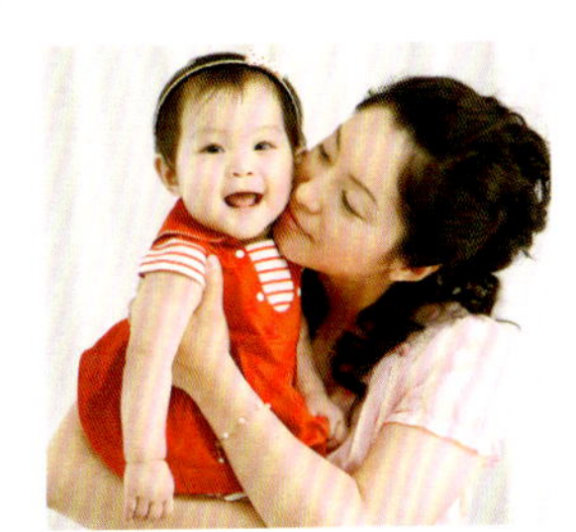

在市场上，强化维生素D的食品种类很多，如含维生素D的强化奶粉、液态奶、麦乳精等。一般家长都担心孩子缺钙，而且知道补钙的同时应补充维生素D，因此，除了强化维生素D的食品外，有的家长还要给孩子吃鱼肝油或维生素D。但他们不知道，维生素D吃多了会引起不良反应，发烧就是其中一个常见症状。

小儿正处于生长发育阶段，神经系统发育尚未完善，尤其是植物神经系统的调节功能较差，以至于体温易受各种因素干扰而发生变化。如果给孩子口服或注射过量维生素D，就可能引起发烧。

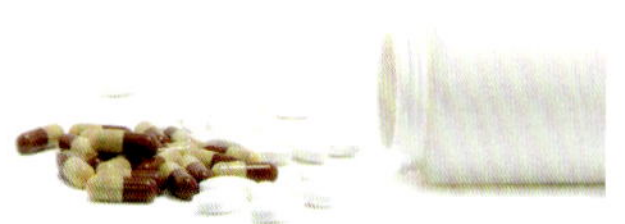

小儿因食用过量维生素D引起的发烧有其特点：体温在晚上比在白天高，24小时的体温变化超过1℃；四肢温度明显较头部和躯干低；面色苍白，皮肤少汗或无汗；有的孩子还伴有烦躁、口渴、多尿、纳差等症状。

作为家长，一旦发现孩子发烧时，应及时带孩子去医院检查，如果是因维生素D摄入过量引起的，要立即停止补充维生素D，体温可逐渐恢复正常。

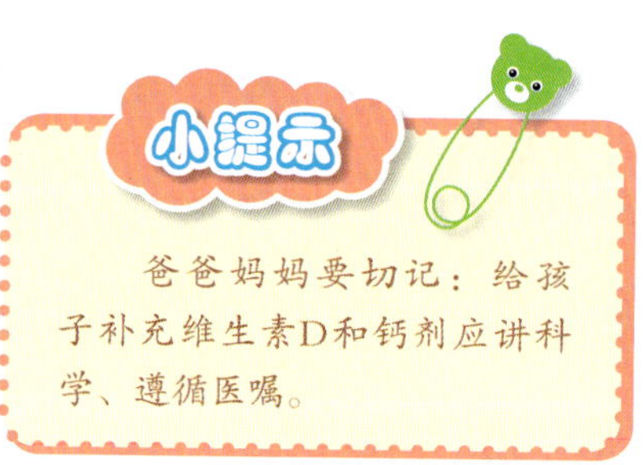

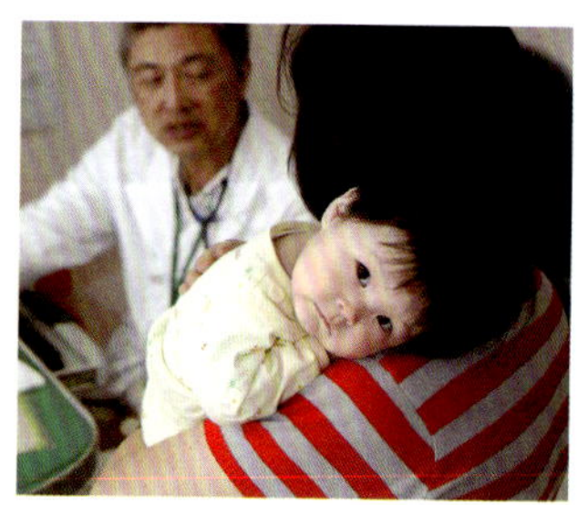

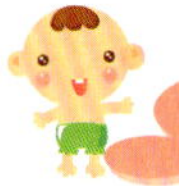

如何减轻发烧恐惧症？

家长们除了对发烧要有更详细的认识外，同时也应该学习如何能冷静地面对它并采取适当有效的处理措施。在临床上有很多案例是因为家长过度在乎高烧而让宝宝滥用或服用过量的退烧药，不但影响到病情的判断，同时也发生一连串的药物副作用，所以面对宝宝发烧时，家长们一定要进行多方面的评估，绝非仅吃退烧药就好。

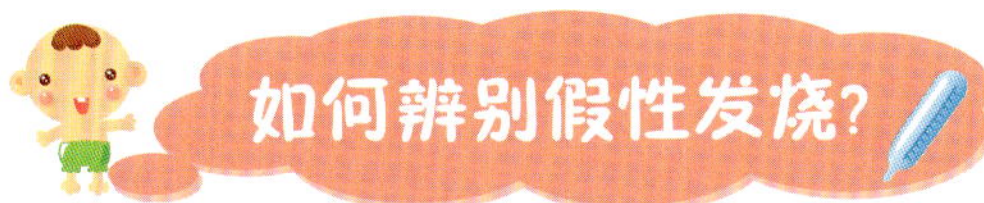

如何辨别假性发烧？

假性发烧？先排除影响原因。

相较成人，婴儿大脑内的体温调节中枢较不成熟，所以对体温的控制力较弱，因此有时候会受到所处环境的影响而产生体温过高且疑似发烧的现象，像是冬天衣服穿太多、天气过于炎热、刚洗完热水澡或运动后等情况。此时家长应先将可能导致体温升高的因素改善，并让宝宝休息半小时再次测量体温，以确认是否真的发烧了。

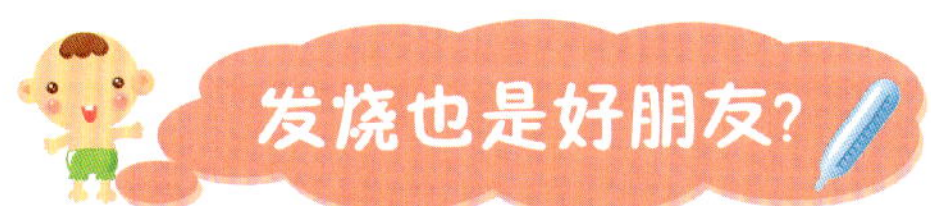

发烧也是好朋友？

当感染病毒或细菌时，体内在消灭感染原及毒素的过程中会引起体内一连串的免疫反应，这些免疫的传导介质除了可帮助人体提升免疫系统的功能外（例如会增加白细胞的数目以利将细菌数目减少），也会影响大脑内的体温中枢而产生发烧的情形。已有多篇研究显示，许多疾病的病原菌只有在正常温度即37℃时才能生存，所以当体温升高时，相对也给体内的致病菌提供不利的环境，所以发烧不仅为身体微恙的指标，似乎也提供身体另外一道防卫的机制。

小叮咛

此外，有些发烧是其他疾病的伴随症状，是体内疾病的信号，它可以提醒我们积极寻找病因并进行治疗。

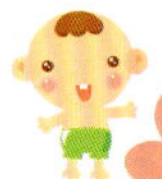

发烧有害吗？

宝宝发烧可以有害，亦可以有用，不能一概而论。

发烧的最大作用是警钟——提醒人们机体失调而患病了，它亦是身体免疫功能调节的一部分。

发烧的害处在于发烧的原因，而不在于温度高低。虽然宝宝发烧通常是感染引起的，发烧本身不造成伤害。但如果发烧引起高热抽搐则另当别论。

高热抽搐也是常见的。六个月至六岁的小孩中，大约3%的患儿有高热抽搐。高热抽搐是有家族性和续发性的。全身性的高热抽搐少于15分钟一般不会伤害大脑。抽搐通常发生于温度急速上升期间，而非在高烧期间。发烧加上肢体抽搐也可能是脑膜炎或脑炎的早期唯一病征，也可以是肠胃炎或其他病的并发症，一定要立刻看医生。

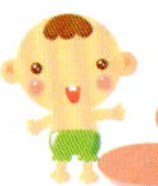

发烧会把宝宝脑子烧坏吗？

有很多家长错误地认为，发烧可能会把宝宝的脑子烧坏。因此，当宝宝体温稍一升高时，就急忙给宝宝服退热药。甚至有的家长把退热药当作常规治疗药物，每日定时服用。这种认识和做法是没有任何科学根据的。

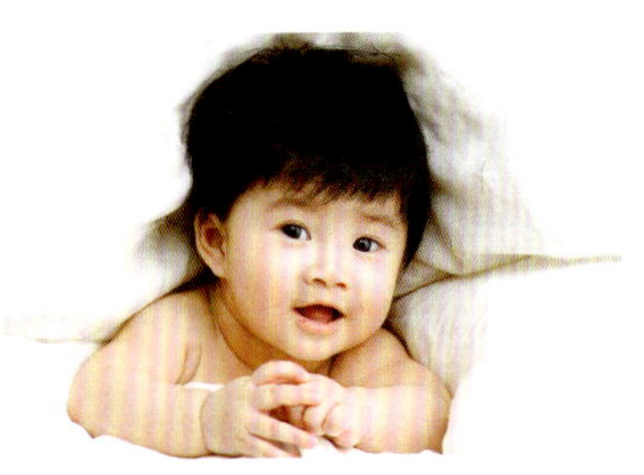

发烧是婴幼儿时期比较常见的一种症状。引起发烧的原因很多，其中最常见的原因是细菌或病毒的感染。发烧是机体对感染的一种防御反应，在一定意义上说，对机体是有利的。在一般情况下，发烧对小儿的脑细胞没有直接的损害。只有当体温超过 41.4℃以上时，脑部才会有受到损伤的危险。

婴幼儿高烧有时会发生惊厥，这主要是由于婴幼儿的大脑发育尚不完善，兴奋容易扩散，导致神经细胞异常放电所致。

有的患儿在急性感染过程中引起中毒性脑病表现。这种情况的出现，并不是因为高烧损伤了脑细胞所致，也不是病原体直接侵入脑组织所致。中毒性脑病的发生与感染中毒、人体对毒素的过敏反应、缺氧、脑水肿、水电解质代谢紊乱等因素有关。

一般说来，发烧不会把宝宝的脑子烧坏。即使在小儿发烧过程中出现惊厥、脑病等表现，也并非都是由于发烧所致。

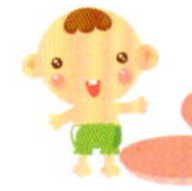

为什么宝宝多数在晚上发烧?

一个健康的宝宝，虽然新陈代谢比较旺盛，体温可较成人稍高，但一般都保持在37℃左右，相对稳定。腋窝温度要比口腔温度低0.2～0.4℃。正常时体温在一昼夜间会有轻微波动，早晨体温略低，下午略高，但波动范围不超过1℃。

发烧是一种病理性的体温升高，是人体对致病因素的一种全身性反应。宝宝晚上发烧有两种情况，一种是忽略性的，即实际上孩子白天已经发烧，或许热度不高而照常玩耍未引起大人的注意，或是父母白天上班，工作很忙，无暇照顾宝宝，等到下班回来，又忙于做饭、清洗及各种家务，等到入睡时才发现宝宝发烧。

另一种情况确是宝宝多在晚上发烧，原因是宝宝白天大脑皮层被各种生活事物和有兴趣的活动所吸引，他的兴奋优势可以将其他反应暂时抑制(如发烧反应不明显，甚至不反应)。而等到入睡后，即大脑处于休息抑制状态时，其他原来被抑制的反应得以解除抑制而表现出来。所以宝宝不但晚上发烧，而且发烧也较高。

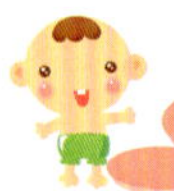

新生宝宝为何容易发烧？

不同于成人，宝宝们即使是被一般的病毒感染，在疾病初期且没有任何征兆（如：咳嗽）时就常常以“发烧”甚至于高烧来表现，最主要的原因是新生宝宝大脑内的体温调节中枢较不成熟，因此对体温的控制力较弱，再加上宝宝们的抵抗力较差，所以高烧症状很容易出现。

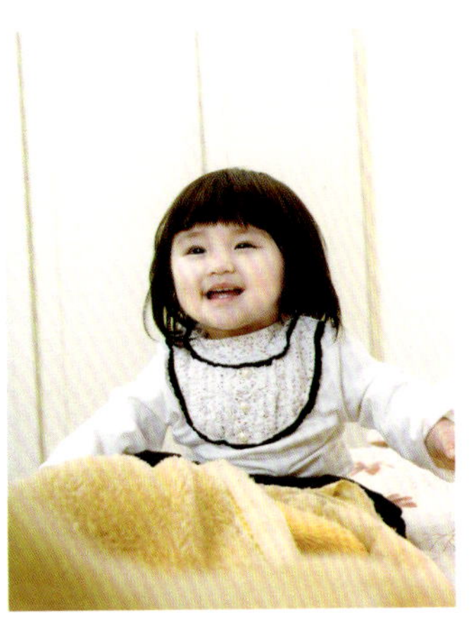

另外，新生儿防御功能不足，屏障功能不完善，皮肤黏膜娇嫩，免疫功能低下，以及多核白细胞的吞噬能力较差，所以新生儿容易感染病菌而引起发热。

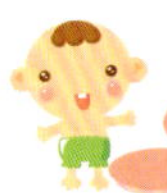

宝宝发烧的非病理性原因

哎呀！宝宝发烧了，多数的家长碰到宝宝发烧的状况通常都会有些惊慌，不知道该怎么办才好，有些家长甚至会想尽快帮宝宝降温，就是不忍宝宝发烧。事实上，有许多疾病的确会引起宝宝发烧，但也有一些非疾病的状况会让宝宝体温升高。

医生指出，由于新生宝宝脑部下视丘功能发展还不完整；加上宝宝身体体积小，相对体表面积大；且汗腺不发达，散热机制较差，一般宝宝的体温，多会比大人稍高个0.3～0.5℃。而有哪些“非病理性因素”会引发宝宝高烧，根据医生说法，可归纳为以下3点：

1 注射疫苗

症状

一般由疫苗所引起的轻微发烧症状大多在接种完后1天内就会发生，比较特别的是活性的麻疹-风疹-腮腺炎混合疫苗，发烧症状会延至接种完后5天才会产生，无论是何种疫苗所引起的发烧情形，通常在给予退烧药后的2天内就会恢复正常。

居家照护

在宝宝因注射疫苗而发烧时，妈妈们除了让宝宝多休息并补充水分外，在退烧药的选择上要避免可能引起雷氏症候群的阿司匹林与水杨酸制剂，以确保宝宝的健康安全。若给予退烧药的2日内，宝宝仍未恢复正常体温，妈妈们就要带宝宝至医院做进一步的检查。

2 过热及生理性体温升高

这种体温过高也会超过38℃以上，但原因不是产生外生性或内生性的热源，而是身体产热太多或散热不够所引起的。

环境因素

凡是室内通风不良，或是爸爸妈妈帮小宝宝穿太多衣服，盖太厚的棉被等，都易让小宝贝因为身体体温无法外散，造成“假性发烧”的现象。

剧烈运动

当小孩子在情绪激动、哭闹，或从事剧烈运动时或稍后，也会出现暂时性体温升高的现象。

正常的孩子，多半在活动中止后的半小时至一小时内，体温即可回复正常。

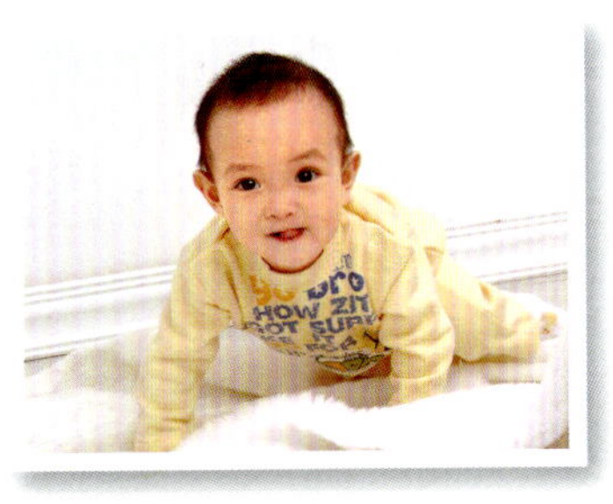

3 体质性的“夏季热”

所谓“夏季热”，又称为“夏期热”，是东方民族特有的生理反应现象。主因是夏季气候炎热，环境温度升高，加上婴宝宝的体温调节中枢功能尚不成熟，导致体温升高。

症状

体温每天从清晨起逐步上升、中午持续、午后渐退、傍晚最低，入夜后又开始升高，一直持续到夏季结束为止。期间除了发热及些许食欲不振、哭闹等反应外，没有其他不适症状。

照顾

对于夏季热的治疗，基本上不需借助药物。最简易有效的治疗方式就是“吹冷气”。把室内温度调至适宜，即可有效解除小儿夏季发热的症状。

小提示

要诊断为夏季热之前，一定要请医生检查，排除其他各种可能引起宝宝发烧的病理性原因。若单从体温的表现形式就诊断宝宝是夏季热，并不恰当。

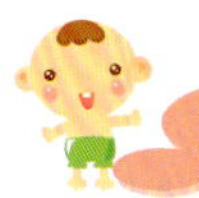

哪些疾病会引起发烧?

感染性疾病引起的发烧是因病毒或细菌引发的感染所致，使人体中的免疫功能与病毒等对抗，产生外生性或内生性的热源，造成人体内脑部体温调节中枢的体温定位点发生改变，进而影响体温调节；此时，身体为了不让体温丧失，血管会收缩，使手脚冰冷让病人感到畏寒，且人体为了产热会以颤抖方式使体温上升，体温升高后会出现呼吸与心跳变快、脸潮红、头痛、倦怠的现象，之后就会流汗退烧。临床上，引起发烧的疾病包括以下几种：

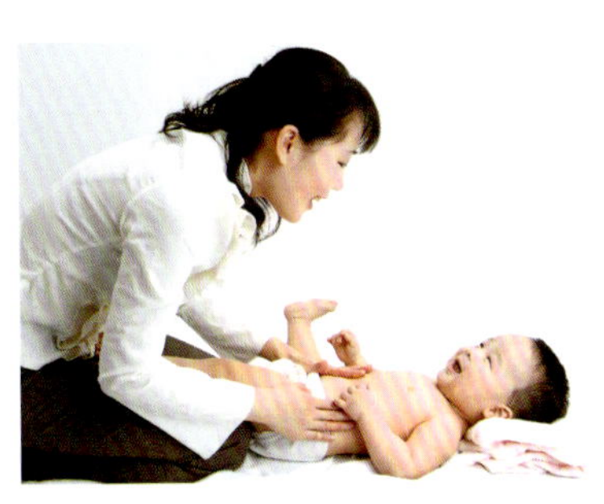

1 感冒和流行性感冒

感冒的主要症状：发烧、流鼻涕、打喷嚏、干咳或是声音嘶哑。有的表现为呕吐、腹泻或食欲不振。

流行性感冒的症状通常为突发性的发烧、畏寒、喉咙痛、全身无力、肌肉酸痛，少部分宝宝会合并恶心、腹泻等肠胃症状。

2 扁桃腺炎

小宝宝的淋巴免疫系统未臻成熟，容易受到病原的入侵，而扁桃腺及咽喉部位是第一线的保护位置，因此5岁前的宝宝一旦生病，最常见的便是喉咙或扁桃腺发炎。

扁桃腺发炎则常常是以喉咙痛的症状为主，因为吞咽的疼痛，小宝宝的食欲常常会明显下降，且会出现高烧甚至畏寒怕冷的情形。

3 细支气管炎

引起细支气管炎最常见的原因是呼吸道融合病毒，其他如腺病毒、鼻病毒、流感病毒等也是致病的原因，特别好发于2岁以下的宝宝。

支气管炎初期会出现轻微发烧、咳嗽、鼻塞等感冒症状；久咳不愈为其主要症状，通常伴有痰；当病毒侵袭到细支气管，宝宝呼吸时就会有喘鸣声。

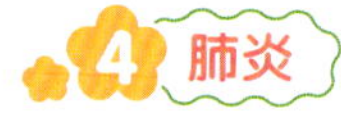

4 肺炎

肺炎是由不同病原体或其他因素所致的肺部炎症，主要症状一般表现为发烧、咳嗽、精神不振、食欲低下、呕吐、腹泻及烦躁不安。

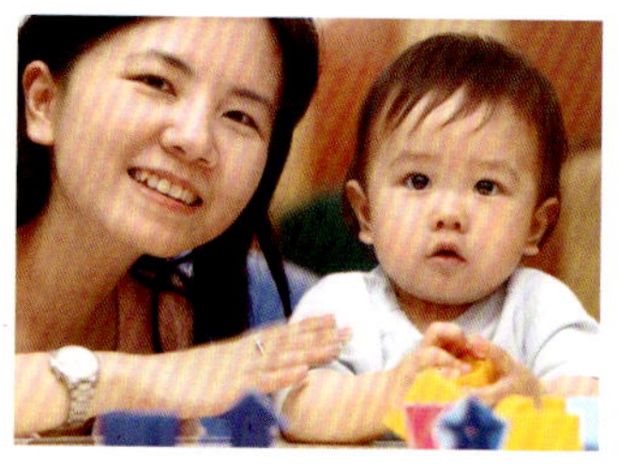

如果出现呼吸急促，面色青紫或苍白，烦躁不安，心率增快，大于160～180次/分，或出

现嗜睡、昏迷、惊厥，或腹胀、吐咖啡色样物和血便等，为病情危重的表现。

5 肠胃炎

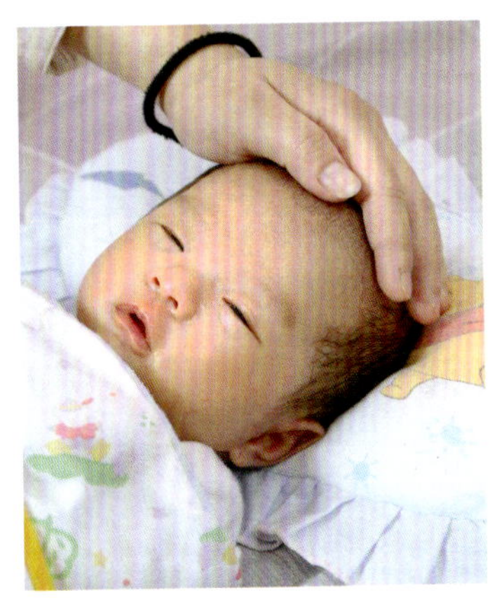

肠胃炎是幼儿最常发生的疾病之一。肠胃炎可分为病毒性与细菌性两大类。病毒性最多为轮状病毒，好发于秋冬；细菌性最多为沙门菌感染。

主要症状包括恶心、呕吐、腹泻、腹痛、痉挛与发烧等，潜伏期为24～48小时；轮状病毒感染性肠胃炎症状包括呕吐、发烧及水泻，潜伏期为24～72小时。

6 手足口病

手足口病是肠道病毒引起的传染性疾病，患者以婴幼儿为主，主要表现为发烧和口腔、手、足等部位的皮疹或疱疹等特征。手足口病不仅在口腔出现溃疡，也会在手脚出现小水泡样的丘疹，尤其是手、脚的末端。此外，在膝盖、臀部、肘、上臂、大腿，甚至全身也都有可能出现。

少数患儿可发生脑膜炎、脑炎、心肌炎和肺炎等重症，个别重症患儿病情进展快，可能导致死亡。

7 小儿泌尿系感染

泌尿系统包括尿道、膀胱和肾脏，泌尿系统感染的症状会因为细菌侵犯的位置不同而有所不同。

Point1

如果细菌仅侵犯尿道、膀胱

宝宝会有小便疼痛、尿急、下腹部疼痛、忽然尿失禁、小便恶臭、血尿、尿道口有分泌物等症状，但不会发烧，由于幼儿无法正确表达自己身体的不舒服，家长要留意观察，小宝宝解尿会哭、或者尿布上有血尿或黏黏黄黄的分泌物，都可能是尿道或膀胱遭到细菌感染，需进一步请儿科医生评估。

Point2

如果肾脏已经发炎

宝宝会发烧，并有肚子痛、腰痛、恶心呕吐、倦怠，甚至会有拉肚子的情形出现。值得注意的是，新生宝宝的肾脏感染症状较不易察觉，除了上述症状，如果家长注意到宝宝会有吃不好、躁动、哭闹，合并发烧的症状，一定要赶紧就医。

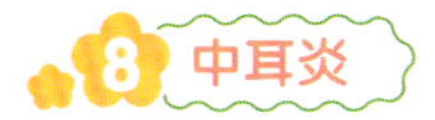

8 中耳炎

常见症状：发烧、宝宝一直拉扯耳朵、哭闹不停。

不过，因为宝宝还不会表达不舒服的感觉，所以家长可以借由下述几点来观察宝宝，若宝宝出现下述情形，请尽快带宝宝前往就医，请耳鼻喉科医生进行详细检查。

Point1

宝宝已经有上呼吸道感染（咳嗽、流鼻涕）的迹象。

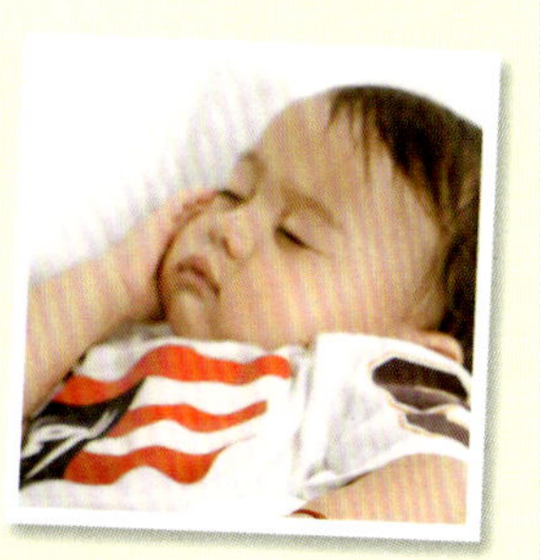

Point2

宝宝半夜突然哭闹不休，脸色涨红，且伴随拉扯耳朵的动作。

小叮咛

如果宝宝患有脑膜炎、麻疹却未及时治疗，都将可能导致脑部的听觉中枢受损、耳蜗钙化等后遗症，因此必须进行听力追踪与治疗。

Point 3

宝宝的头部会一直转动、磨擦枕头，尤其是靠近耳朵的地方。

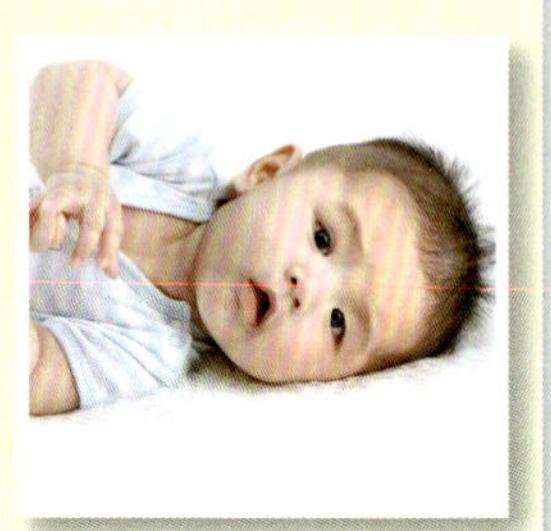

Point4

宝宝的耳膜涨红，且有点肿胀。

9 脑膜炎

新生宝宝及婴儿时期的脑膜炎症状大多不明显，临床表现变异也很大，只要新生宝宝活动力、胃口变差，与平常表现有异，不论有无发烧或中枢神经症状，皆须考虑脑膜炎之可能性。有的宝宝则可能有发烧、反复呕吐且合并有眼神改变、异常哭闹、前囟门膨出等情形。

年龄较大的宝宝症状比较典型，常有发烧、剧烈头痛、呕吐、颈部僵硬、精神活力变差等症状。此种头痛是因脑部发炎导致颅内压升高造成的，所以常伴有恶心、呕吐，并且常在睡醒时加剧。

10 麻疹

麻疹是宝宝常见的呼吸道传染病，传染性极强，病原体为麻疹病毒，一年四季均可发病，但晚春最多。6个月以内的宝宝因有来自母体的抗体，具有被动免疫力，患病者很少。未出过麻疹及未接种过麻疹疫苗的宝宝为易感儿，受传染的机会很大，出过一次麻疹后可获永久性免疫。

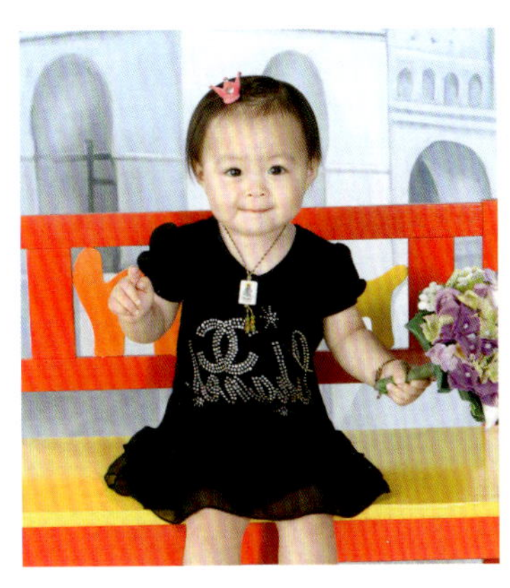

麻疹的典型临床症状包括前驱症状，如：发高烧、鼻炎、结膜炎、咳嗽，以及在发烧3～4天后，口腔下臼齿对面内颊侧黏膜上出现“柯氏斑点”——直径0.5~1毫米的灰白色的小斑点，周围有毛细血管扩张引起的红晕，又称麻疹黏膜斑。前驱症状3～4天且伴随柯氏斑点出现后，会继续发烧，再过24～48小时后典型的斑丘疹出现于耳后，再扩散至整个颜面，然后慢慢向下移至躯干。

11 水痘

水痘为水痘-带状疱疹病毒引起，冬春多见。感染水痘的三大临床症状：

Point 1

轻度至中度的发烧。

Point 2

颤抖、腹痛、肌肉或关节酸痛（2~5天）。

Point 3

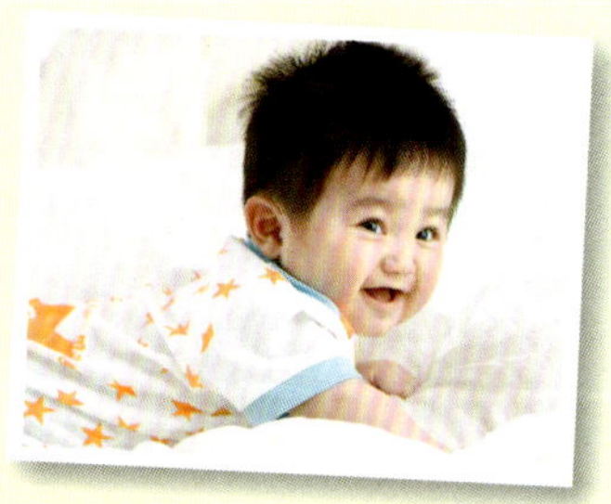

皮疹和水泡：一开始会先在躯干部位出现小红斑点，紧接着转变成突起的小红丘疹，之后再形成水滴状的小水泡（如玫瑰花瓣上的露珠）。此时，因皮疹会让人感到剧痒难耐，水疱很容易被抓破(或是自行破裂)，在破裂后的2~3天才会开始干涸结痂。

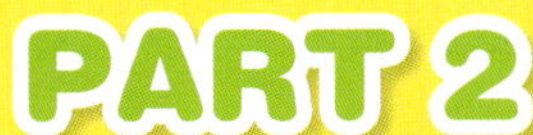

第2章

如何判断宝宝发烧?

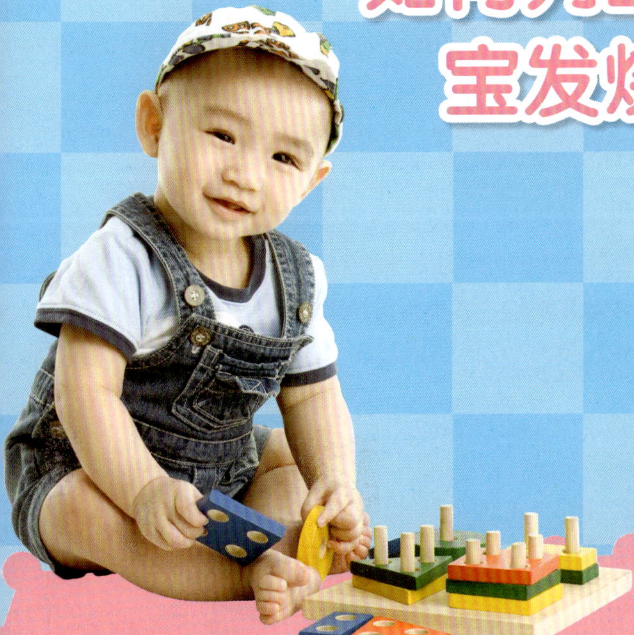

宝宝发烧的症状

面对还不懂得表达身体不舒服的小宝宝，是不是让初为人父母的您手忙脚乱呢？医生建议，新手爸妈除了透过体温测量来了解宝宝是否生病外，还可以透过观察小宝贝的表情、活动力及身上的其他病征，在就医前，先掌握宝宝的病情发展状况，以利于就诊时辅助医生正确判断病情。

1 体温

人体的温度先天就有差异，有的人由于体质原因天生体温偏低，大约在36℃，有的人体温偏高，大约在37℃。人体的正常温度在36～37.2℃间，体温在37.2℃以上就算是有发烧，但一般38.5℃以上，医生都会根据病情进行降温处理。

以上所说的温度是以测量代表人体中心温度的肛温为主，若是腋温则37.2℃以上算发烧，而口温则是37.5℃以上才算发烧。而有的家长常用的耳温枪，多数是设定成肛温温度。

2 表情与病容

父母可从婴儿脸上的表情变化，判断宝宝是否因为疾病造成身体不适。当爸爸妈妈 看到小宝贝脸上喜悦、好奇、贪玩的表情减少，取而代之的是小脸泛红、痛苦、

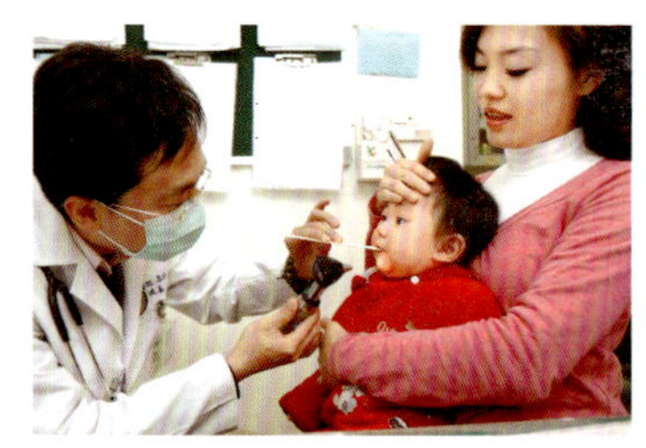

无精打采的面容，就要当心宝宝可能生病了。

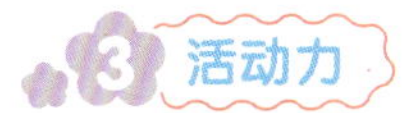

3 活动力

若小孩出现玩耍量递减、专注力不足、活动力降低、食欲不振等现象，整体精力表现明显不如以往，或对所处环境出现不耐烦、不感兴趣，或嗜睡等症状时，父母除了可观察宝宝的体温变化，还要将宝贝的行为表现合并列入观察，注意是否可能因疾病因素导致宝宝活动力不佳。

4 身体病征

若宝宝在发烧的同时，合并出现如流鼻涕、咳嗽、腹泻、呕吐等症状，可能和感冒或肠胃炎有关。妈妈若注意到宝宝尿布有不正常的尿臊味，或是尿液颜色异于平常，则要警觉宝宝发高烧，可能与泌尿道感染有关；另外，父母还可观察宝宝的皮肤是否起疹子，或是颈部淋巴结是否出现肿胀等。若在发烧同时合并上述症状，父母必须视症状严重程度，适时就医寻求协助。

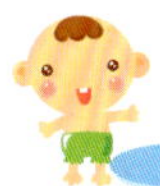

不同测量方式，发烧标准不同

因测量体温时测量部位的不同，发烧的标准各不相同。

一般，耳温和肛温在38℃以上为发烧，腋温37.2℃以上、口温37.5℃以上、额温37.2℃以上、背温37.2℃以上为发烧。

一般幼儿下午的体温会比清晨稍高一些，如要确实记录宝宝体温，可选择宝宝每日起床后、洗澡前或傍晚等固定时段测量体温，一天测量约三次，必要时可增加次数。

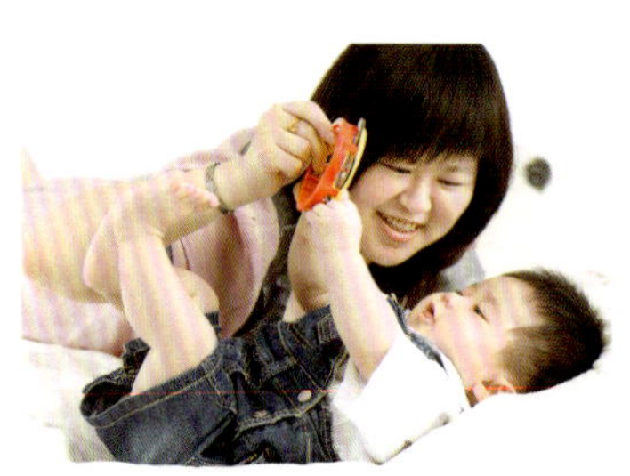

小提示

若宝宝有发烧现象，爸爸妈妈在就医前，务必正确记录宝宝的发烧日期、时间、温度变化、发烧频率、以及其他相关病征等，以提供医生判断病情时作参考。

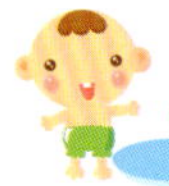

你会正确判断宝宝是否发烧吗？

错误的判断

1 妈妈用手摸一摸宝宝的额头和手心，宝宝的皮肤发烫，妈妈认为宝宝确实是发烧了。

2 妈妈拿来体温计给宝宝测量体温，宝宝的体温超过了37℃，妈妈认为宝宝生病了。

正确的判断

发烧是指宝宝体温的异常升高，妈妈的手不是体温计，不能准确测量宝宝的体温；而宝宝的正常腋下体温应为36～37.2℃，只有超过37.2℃才可以认为是发烧。所以，上述两种妈妈的做法都是不准确的。

但是，宝宝的体温在某些因素的影响下，也常常会出现一些波动。例如宝宝进食、哭闹、运动后，体温会暂时升高；如果衣被过厚、室温过高等，宝宝的体温也会升高一些。如果宝宝有这种暂时的、幅度不大的体温波动，只要他的一般情况良好，精神活泼，没有其他症状和体征，通常也不应该考虑是病态。

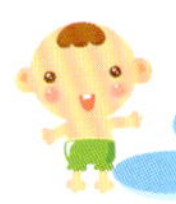

宝宝发烧，何时测体温最准？

父母对宝宝的体温总是特别在意，而对体温的波动常感到难以捉摸。他们不明白怎样的体温才算发烧，他们更不理解体温为何会忽上忽下地波动。

就正常小孩而言，即使在安静状态下，体温也只是保持相对恒定。以口腔所测的温度为例，绝大多数人的体温在36～37.2℃之间波动。虽然人的体温呈明显昼夜波动的规律，但每天体温的差别一般不超过1℃。由于婴幼儿新陈代谢旺盛，一天之中变化很大，因此独特的生理性体温波动常表现为清晨较低，白天略微上升，晚上比较高的特点。

测量体温的最好时机是在每天早晨起床前和晚上睡觉前。在喝开水、进食半小时之内，以及剧烈运动后不要量体温，因为这时候的体温肯定要偏高。

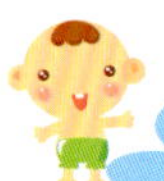

如何正确测量体温？

正确量体温才能确实知道宝宝是否真的发烧。新生儿最好量腋(背)温或是肛温，而一般家长常用的耳温枪则较适合较大的幼儿，因为耳温枪是利用红外线测量耳膜的温度，若有耳屎、耳道太弯或太窄都会影响测量结果；另外，额温则是测量体温中最不准确的一种，不建议使用。

耳温

测量方式与步骤

1 将耳道拉直成一条线，再把耳温枪枪口对准鼓膜，进行测量。

2 测量一岁以下婴幼儿，请将宝宝耳朵往后下方拉。

3 测量一岁以上婴幼儿，请将宝宝耳朵往后上方拉。

测量限制

1 新生儿因耳道过小而不宜测量耳温。

2 若有耳疾，或外耳道内分泌物多，也会影响测量准确度。

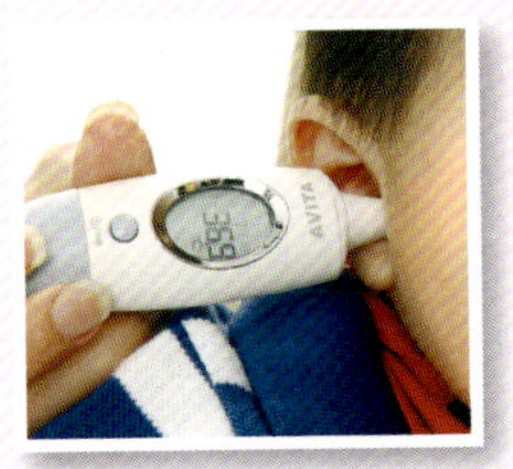

肛温

测量方式与步骤

1 让婴儿趴卧在床上或大人腿上。

2 先用肥皂水或酒精清洗体温计，并以冷水冲洗（勿用热水）

3 在温度计肛表上约2厘米处，涂抹一圈凡士林。

4 待宝宝肛门的括约肌放松，以轻轻旋转的方式，将体温计缓慢插入肛门约2厘米。

测量限制

1 小心幼儿因不当扭动造成温度计侵入伤害。

2 有腹泻或肛裂等症状的宝宝，不可量肛温，以免刺激肛门。

3 用于测肛温的温度计，使用前必须先消毒干净。

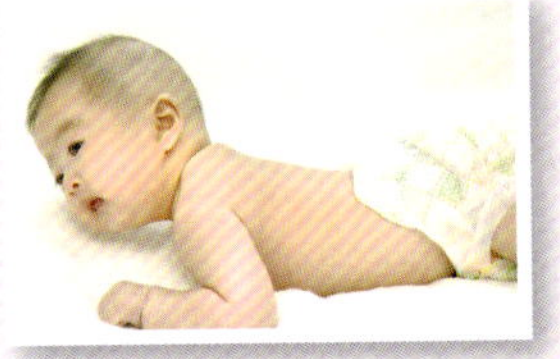

腋温

测量方式与步骤

1 将温度计归于起始设定值。

2 将体温计放置腋窝下，并使上臂紧贴于胸部皮肤测量。

测量限制

1 年龄过小的宝宝容易因为随意移动，影响体表腋温测量的准确度。

2 较大或过胖的婴儿，容易因皮下脂肪过厚，造成测量准确度不高。

口温

测量方式与步骤

1 将温度计归于起始设定值。

2 将温度计含于舌下。

测量限制

1 年龄过小的宝宝不建议使用，容易有咬断温度计的风险。

2 测量口温前半小时，不可进热食，以免干扰准确度。

3 含于口中的温度计，使用前必须先消毒干净。

额温

测量方式与步骤

利用红外线器械测量额部温度，或徒手感应温度。

测量限制

额头的体表温度，受外界环境影响大，准确度不高。

背温

测量方式与步骤

1 让宝宝呈现平躺姿势。

2 将温度计至于宝宝背后的两侧肩胛骨之间，让宝宝皮肤紧贴着温度计。

测量限制

1 所测体表温度准确度不高。

2 需注意让平躺的宝宝不乱动，以免影响测量准确度。

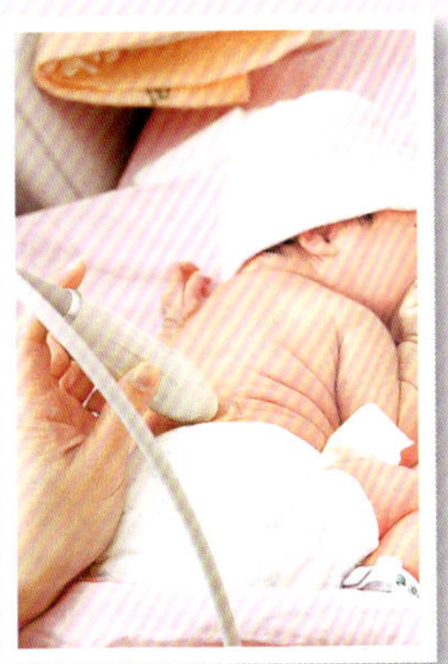

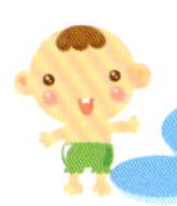

哪种发烧必须立即就医？

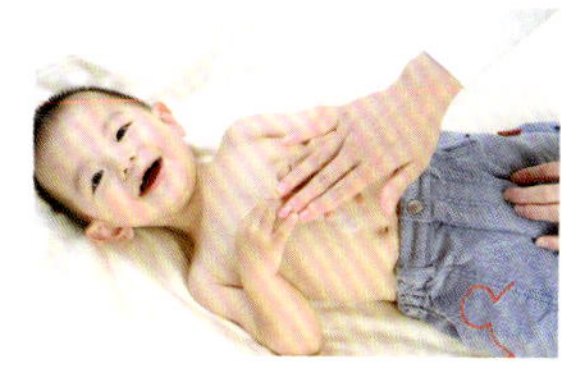

有些人会用体温来界定送宝宝就医的时间，但温度并不是就医的判定标准，例如宝宝玫瑰疹有的会烧到39℃或40℃，但除了高烧现象外，宝宝并不会有其他严重症状，这时也不一定要马上就医；而有的疾病虽没有发高烧但是症状严重或让宝宝很不舒服，这时就需送医院诊治。

1 视观察状况而定

家长可以首先观察宝宝的状况，若是宝宝活动力佳、吃喝与排便都正常时，就可以在适当的时机自行给予退烧的处置，一般感冒的发烧约在 3 天内就会退烧，若发烧温度高又持续 3 天以上，就必须送医诊治;不过，若是宝宝发烧后活动力变差、不吃不喝、躁动不安、呼吸喘促、呕吐、昏睡、抽搐、脱水或是意识不清，这就必须立即送医。

2 新生宝宝发烧必须立即就医

3个月大以内的新生宝宝若是发烧，则有可能有潜在的严重感染危险，所以3个月大以内的新生宝宝若是发烧必须立刻就医；除了新生宝宝外，假使宝宝之前曾反复罹患泌尿道感染、中耳炎或其他部位反复感染现象，需要送医院验尿检查或请医生进行确诊。有热痉挛病史的宝宝，发烧后也需立即就医。

小叮咛

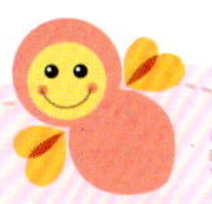

在宝宝发烧期间，家长一定要随时注意是否伴随其他症状，如咳嗽、流鼻水、喉咙痛、耳朵痛、上吐下泻、胃口下降、手和脚掌有无长红疹或水泡等症状。

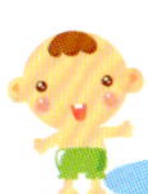

一般感染性发烧会持续几天？

感染性发烧的天数主要跟病毒的种类、细菌的量及个人免疫抵抗力有关。临床上大部分的病毒感染，短则会烧1~2天，最多持续3~5天左右（如：玫瑰疹、轮状病毒和肠病毒等），可是有的也会烧到6~7天，甚至两个星期之久（如：腺病毒或EB病毒等）；而细菌感染则是在没有给予适当的抗生素之前会持续发烧。

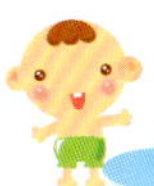

新生宝宝发烧为何需特别注意？

新生儿是指出生一个月内的婴儿，此时的宝宝和幼儿或大人身体条件是不同的，因此对于发烧的治疗和护理都需要特别注意。

1 宝宝临床反应不明显，发烧是警讯

新生儿大多数时间都在喝奶睡觉，比较不容易观察是否有活动力减退，所以不容易通过临床反应知道宝宝生病了。

造成发烧最常见的原因是感染，免疫系统为了抵抗入侵的病菌，释放出许多的发炎介质，产生体温设定错误而发烧。因此对宝宝来说，发烧是身体相当重要的警讯，所以家长对新生儿发烧的情况要更加敏感。

2 宝宝免疫系统还未成熟，病情变化快

新生宝宝的免疫系统还未发展成熟，免疫球蛋白不足，抵抗力差，易受感染。一旦生病，有时候病情变化速度很快，甚至是数小时内就病情恶化。此外，也比成人更容易出现并发症。万一感染没有经过适当的治疗，还易产生严重的后遗症，所以新生儿发烧的后续处理相当重要。

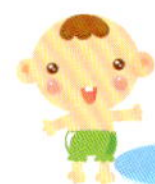

新生宝宝发烧会有哪些危险？

在新生儿时期，有很多疾病并没有特异的症状表现，有时发烧是唯一的症状。这些疾病，对免疫力还不成熟的宝宝来说，相对的也比较危险。

1 感冒

如果是因为上呼吸道病毒的感染，经过适当的治疗与水分补充就会改善，一般不会有大碍。

2 细支气管炎及肺炎

呼吸道感染病毒，宝宝也会有发烧症状，而且宝宝比大人更容易并发细支气管炎或肺炎，症状变化也较快速。例如：很

多宝宝得了细支气管炎一开始可能只是轻微咳嗽，隔天就咳得很厉害，甚至喘起来。

3 泌尿道、败血症及脑膜炎

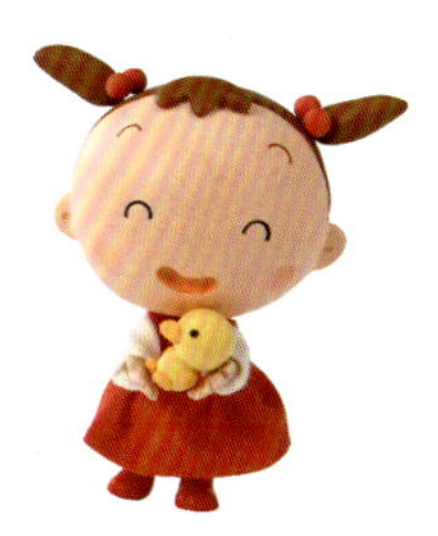

三者都是细菌感染。泌尿道感染如果是大人或幼儿会有尿频、解尿困难、血尿等症状，但新生宝宝不会有这些症状，往往发烧是唯一的症状，如果没有治疗，细菌有可能经过尿道感染进入血液里面造成败血症。

如果是败血症，因败血症往往刚开始也是以发烧为主要表现，且败血症有1/3会合并有脑膜炎，如果没有适当治疗，会造成中枢神经受损。由于宝宝的血脑屏障还没成熟，易受细菌侵袭造成脑膜炎。一旦产生败血症或脑膜炎的话，有15%~30%的比例可能死亡。

4 肠病毒

肠病毒的感染，在大人可能只是造成一般感冒或腹泻，新生宝宝若感染肠病毒，则会有发烧。除此之外，有些会造成无菌性脑膜炎。如果有肝坏死合并凝血功能异常，约有24%的死亡率，需特别小心。

小叮咛

宝宝发烧也有可能是中耳炎或肠胃炎，需要检查和诊断才能确定。妈妈一定不能大意。

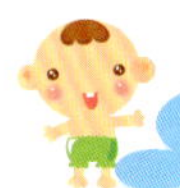

宝宝发烧的误区

1 误区1：新生儿有妈妈的抗体所以不会生病

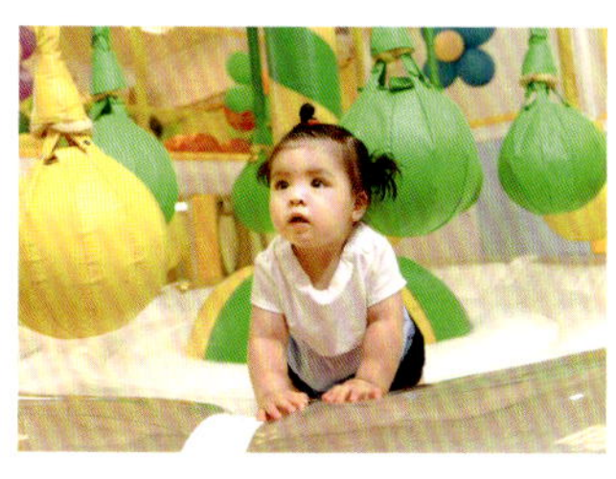

新生儿免疫系统还不成熟，免疫力比较低，胎儿时期母体本身的抗体的确会经由胎盘传给宝宝，使其获得保护力，但这只针对某些病毒，并非所有疾病，所以新生儿还是会生病的。

2 误区2：发烧越高，新生宝宝病得越重

发烧是因为病菌侵入，体温高低和严重性无关，主要还是要看病因。像败血症，有时候反而会以低体温表现。因此，并不是体温高就表明病情非常严重，体温低就比较轻微。

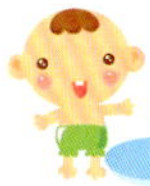

小儿发烧伴呕吐的疾病

发烧伴呕吐是小儿时期比较常见的临床症状，多见于中枢神经系统感染，也常见于消化系统疾病和一些急腹症。

小儿流行性脑脊髓膜炎和流行性乙型脑炎，在发病时都以发烧为早期症状，多表现为持续性高烧，体温常在39～40℃之间。在高烧的同时，患儿会出现频繁呕吐，多为

喷射状呕吐，并且很快出现抽搐、昏迷、意识障碍。

小儿急性胃肠炎、细菌性痢疾、急性食物中毒时，也会出现发烧、呕吐症状。但这些胃肠感染性疾病一般发烧程度不至于太高，而且发烧持续时间不长，呕吐为非喷射状，吐出物为食物等胃内容物。

一些小儿急腹症，如急性肠梗阻、肠套叠、急性阑尾炎、急性胰腺炎等，一般在临床都有发烧和呕吐。但这些急腹症除发烧、呕吐症状以外，腹痛症状更为突出。一般通过查体及有关理化检查可以明确诊断。

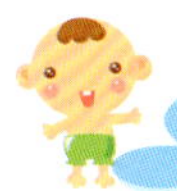

小儿发烧伴头痛的疾病

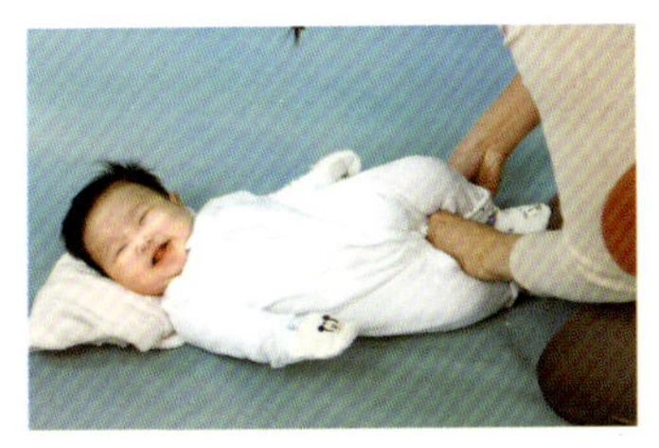

小儿发烧的同时伴有头痛最常见的疾病是中枢神经系统感染，如各种脑膜炎、脑炎、脑脓肿等，也可见于颅内出血和颅内肿瘤。

小儿脑膜炎多是由于细菌感染所引起，如流行性脑脊髓膜炎及其他化脓性脑膜炎。在临床上主要表现为突发高烧，体温往往在39～40℃，高烧的同时多伴有寒战。头痛表现很剧烈，患儿常常会用手拍头。此外，脑膜炎患儿一般都有频繁呕吐，呕吐呈喷射状，并且可见颈项强直等体征。

小儿脑炎一般发烧也很高，如流行性乙型脑炎，多以发烧为最初表现，继之则剧烈头痛、呕吐，甚至抽搐、昏迷。发烧持续时间较长，重者可达2～3周。散发型病毒性脑炎发烧程度不一，头痛较重。

颅内出血和颅内肿瘤的患儿除有头痛症状外，也常常出现发烧，这是因为出血或肿瘤的坏死组织、脱落的瘤细胞进入脑脊液，以及体温调节中枢不稳定所致。

小叮咛

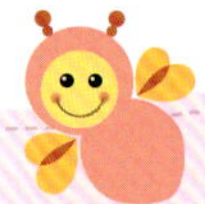

当宝宝发烧并且伴有头痛症状时，家长要及时到医院诊治，以便及早明确诊断，及时治疗。如果头痛是由于一般感染因素所致，症状往往很快可以缓解。如果是考虑中枢神经系统感染所致，则需要进行脑脊液检查来进一步明确诊断。如果怀疑颅内出血或颅内肿瘤，需借助头颅CT和核磁共振检查确诊。

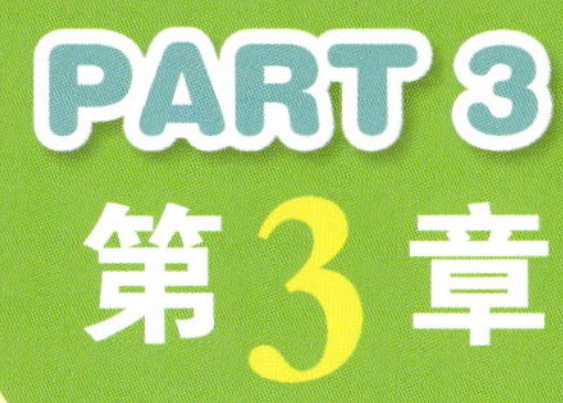
PART 3
第3章

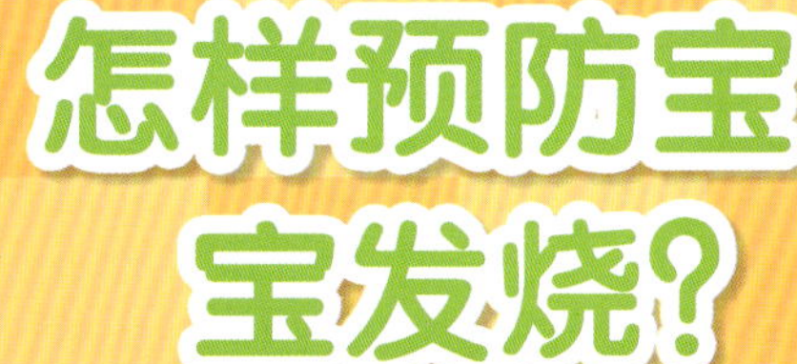
怎样预防宝宝发烧?

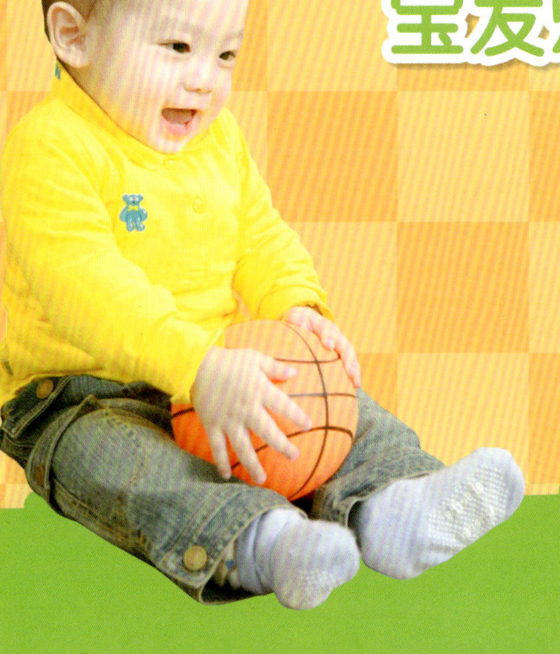

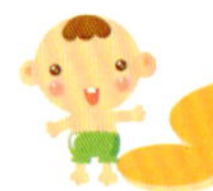

怎样预防宝宝感冒发烧?

1 注射疫苗

所谓的流感疫苗是由非活性病毒或是经过减毒的活性病毒制作成的“流感预防针”，用来预防流行性感冒。

除了不适于接种流感疫苗的特殊状况（如：过敏、疫苗注射后出现神经学并发症），宝宝都应按时接种流感疫苗。一般每年在流行季节前接种一次，免疫力可持续一年。

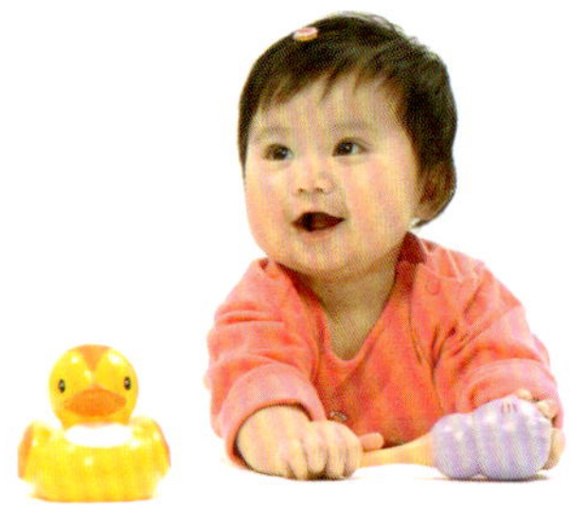

2 全方位生活保健法

“预防重于治疗”的观念，是每位爸爸妈妈均要谨记的，然而应如何通过居家的简单护理，达到预防的效果呢?以下4点需要父母一起遵守，带给小宝贝一个更美好的生活环境。

全面均衡饮食

处在生长发育阶段的宝宝，任何营养都应均衡补充。宝宝的食谱应是丰富多彩的，不过还是要随着宝宝的成长速度，适当地调整宝宝辅食的分量和种类，且应逐步增加宝宝的食材内容，并观察隔天排便没有问题，再增加下一个种类；摄取不适合的宝宝辅食，易引起食欲不佳及腹泻的情形，以及肠胃道功能变差的状况等，连带影响到宝宝的免疫力。

适度运动

一般而言，一个人的肺活量在一定程度上反映了呼吸机能的潜在能力。以成年人为例，经常进行锻炼或从事较强劳动的人，其肺活量大，故不容易感冒，但宝宝和成人相比，肺泡的数目较少、肺容量也小，所以增加宝宝抵抗力的锻炼方式其实很简单，就是多多接触大自然、去踏踏青，多呼吸新鲜空气就可以达到提升免疫力的效果。

养成规律作息

无论是大人还是小孩，身体的情绪、智力状况都会与前一晚的睡眠有直接关系，故充足的睡眠不但可以增强体质、预防感冒，也是一个人提高生活质量的根本基础；尤其是快速成长的婴宝宝阶段，让他睡得足、睡得安稳，更有助于宝宝的健康成长。

避免交叉感染

在流感流行期间应避免出入公共场所，减少和他人接触，而且因为宝宝的抵抗力较低也是最易受感染的族群，故更需多加留意。当宝宝患流感后，也容易将病毒传给家人（例如：妈妈、爸爸、兄弟姐妹等）；而当爸爸妈妈有感冒症状时，要避免接近家中的小宝宝，以免传染。

3 备妥儿童感冒药，健康无忧

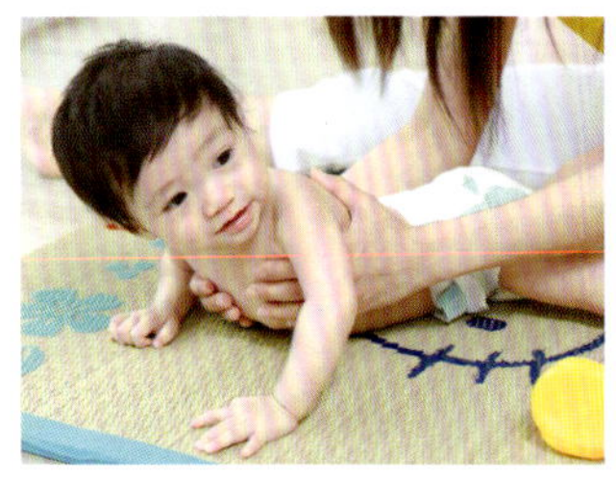

气温持续低冷，小孩罹患流行性感冒向来是父母最担心的问题，建议家长不妨将专为儿童体质设计的“儿童专用感冒药”列入家庭常备药品，6个月大以上的健康宝宝一旦出现轻微的感冒症状(如：打喷嚏、流鼻水、鼻塞等)时，便可立即服用一剂，辅以多休息、多喝开水、预防着凉，可以有效防止病情进一步发展。

4 儿童感冒药挑选注意事项

儿童专用药剂是专门针对小宝宝的生理特性与需求而制作的药品及剂型。建议家长在选购儿童专用药剂时，可分别从外包装、剂型、用法用量三方面比较，作为挑选的准则。

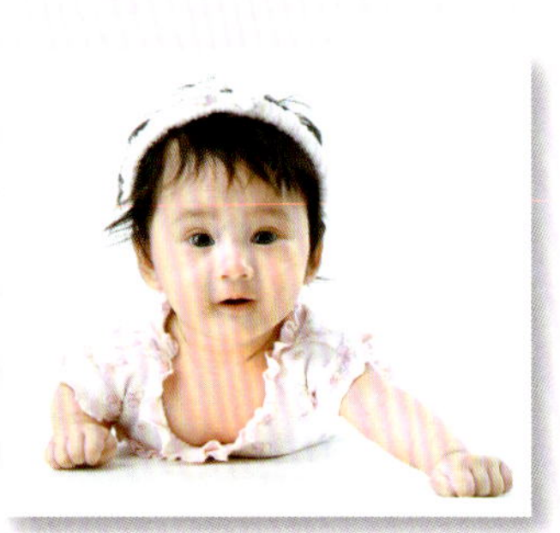

外包装

药品说明有清楚标示，包括儿童专用药、卫生许可证字号、注意事项、保存期限、药厂名称等。

剂型

说明剂型设计兼顾方便宝宝服用与易入口的特点，像是液体、可溶于口的颗粒剂、散剂等较适合宝宝。

用法用量

根据说明可依照小宝宝的体重、年龄来计算用量，而非以“酌量使用”、“依年龄、症状增减”等笼统字眼带过。

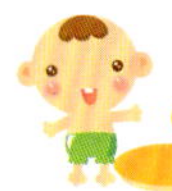

怎样预防宝宝扁桃腺炎发烧？

Point1

注意口腔卫生，养成良好的生活习惯。家长要督促宝宝每天早晚刷牙、饭后清水漱口，避免食物残渣存在口腔中。

Point2

按时就餐，多喝水，多吃青菜、水果，不可偏食肉类，尤其不可过多食用炸鸡、炸鱼，因为这些食物属于热性食物，宝宝吃了易“上火”，从而发生扁桃体炎。

Point3

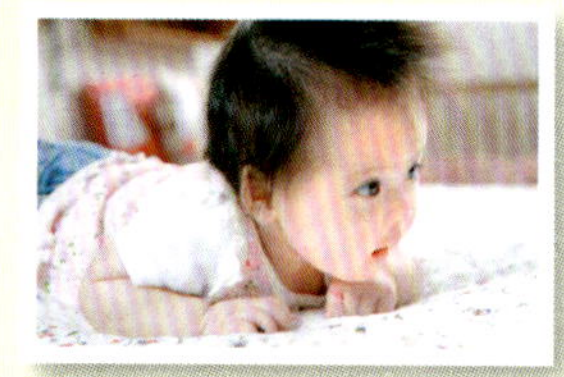

要注意环境。宝宝很容易感冒导致扁桃体发炎，所以不要让宝宝着凉。

Point4

不要进出公共场所：避免儿童感染病毒，或病童将病毒传染给别人。

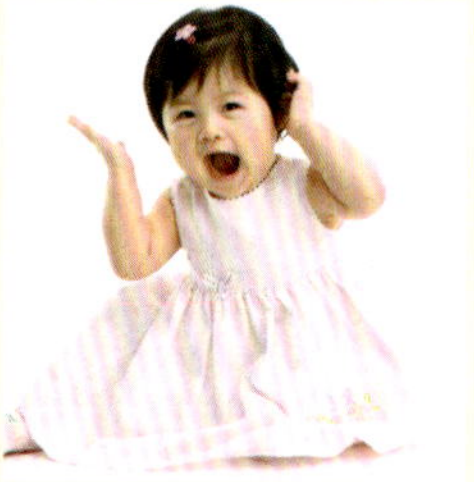

Point5

不要用手拿东西吃：病菌会留在宝宝的手上、玩具、桌椅上等。不管有没有患病，都要避免幼童用手拿东西吃、或吸手指而把病菌吃进口中。

Point6

戴口罩：戴口罩可避免病原菌由呼吸道的分泌物（尤其是鼻涕）被传播开来。

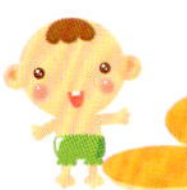

怎样预防宝宝细支气管炎发烧？

病毒的主要传染方式为飞沫传染。良好的卫生及洗手习惯可避免感染的发生，流行期尽量不要带宝宝到公共场所。

如果宝宝本身为早产儿，或先天免疫力较差者则为细支气管炎的高危险群，更要注意避免病毒感染。平时要摄取均衡营养，家中最好禁烟，常开窗户通风，养成良好的卫生习惯并勤洗手,少出入公共场所，如不得已需要进入公共场所时，可戴口罩加以防护。

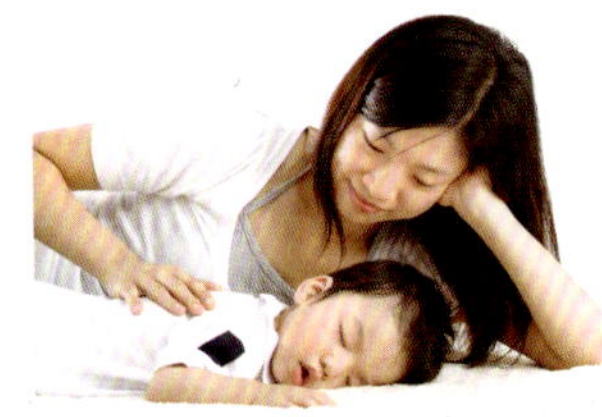

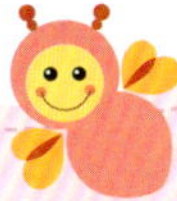

小叮咛

家有小宝宝的家长在流感流行季节也要尽量少出入公共场所，因为家长出入公共场所便有可能被感染，只是这些病毒沉积在鼻腔或喉部，大人可能早有抵抗力，所以不发病，但是可能与小宝宝亲密接触时将病毒传染给小宝宝而发病。

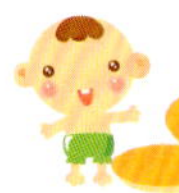

怎样预防宝宝肺炎发烧？

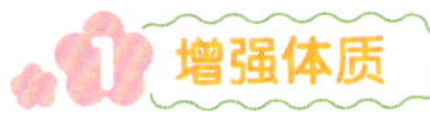

1 增强体质

通过合理喂养和适当的体育活动，增强小儿体质，并与呼吸道感染患儿适当隔离。提高对疾病的抵抗能力。主要的方法是尽量利用自然条件，像空气、阳光和水来加强小儿的体格锻炼。

2 保持卫生

注意宝宝的个人卫生，常到户外活动，跑跑、跳跳、多晒太阳，呼吸新鲜空气。冬季天气冷也不要整天关着窗户，要经常开窗换气。培养宝宝良好的卫生习惯，保证充足的睡眠。注意营养，多进食营养丰富的食物，不乱吃零食，不挑食。

3 谨防感染

防止病菌的侵入，尽量减少感染的机会。不宜带宝宝去电影院、商场等通风不好的公共场所。家长得了感冒，再抱宝宝应戴上口罩。

要预防容易引起肺炎的传染病，如麻疹、百日咳、流行性感冒等，不要让宝宝和这些病人接触。如果宝宝已患传染病，要细心护理，以免再发生肺炎。

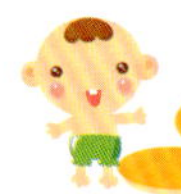

怎样预防宝宝肠胃炎发烧？

所谓预防重于治疗，那么，该如何防治肠胃炎的发生，建议以下5种方法。

Point1

平时应保持适当运动及休息，提升自我免疫力，并保持室内空气流通。

Point2

避免生食，勤洗手，饭前和便后一定要洗手。家长为婴儿或老年人更换尿布或处理排泄物之后，以及准备餐点之前也一定要洗手。

Point3

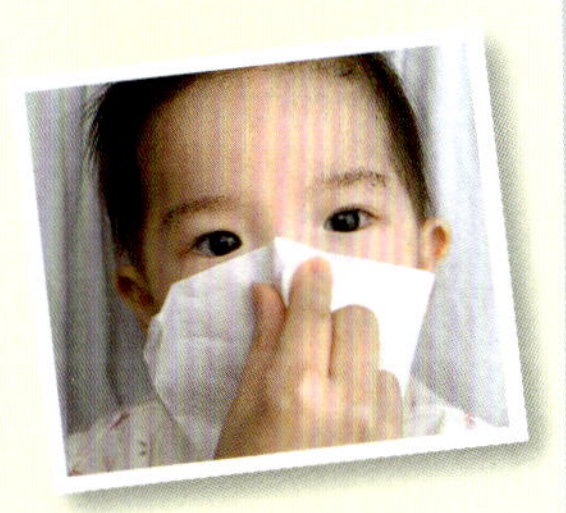

当打喷嚏或咳嗽时，使用手帕或面纸掩盖口鼻，若有痰液或鼻涕，应使用纸巾包好后，弃于垃圾桶内；处理鼻涕或飞沫后，需以肥皂清洗双手。

Point4

若出现类流感症状，如发烧、咳嗽等症状，或是肠胃道症状，如恶心、呕吐、腹泻等症状时，请及早就医，并多休息。

Point5

生病时，应减少出入公共场所；若需外出时，请记得戴上口罩，避免病毒散播。

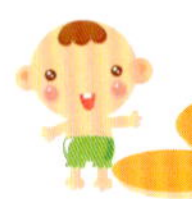

怎样预防宝宝泌尿道感染发烧

有些宝宝特别容易泌尿道感染，家长必须留心预防，并从生活中去改善预防措施。

1 1岁以下的男宝宝

1岁以下小男生会比女生容易有泌尿道感染，这是因为男宝宝的包皮比较紧、不易清洁，容易有藏污纳垢的问题而造成感染。

破解之道：

爸爸妈妈帮男宝宝洗澡时，要帮他把包皮往下拉一些清洗干净，避免包皮黏得愈来愈紧不容易拨开。医生建议，洗澡时可以轻轻帮宝宝将包皮往下拉，但应避免过于粗鲁，造成包皮裂开流血，每天拉一点，经过一段时间的处理，包皮会松开，如果这样做之后包皮还没有松开，加上宝宝有反复的泌尿道感染，儿科医生会给予外用药物涂抹2个星期，帮助包皮粘连组织松开以便进行清洁，仍然无效可考虑帮宝宝割包皮。

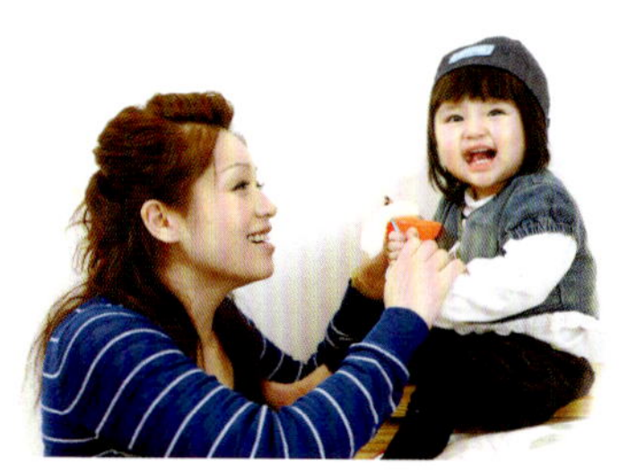

2 2岁以后的女宝宝

2岁之后，女生会比男生更容易泌尿道感染，这是由于女生尿道相对男生来说较短，从尿道到膀胱的距离比较近，通常泌尿道感染的途径是细菌经由会阴部、尿道跑到膀胱造成发炎。

破解之道：

家长要指导并提醒小女孩上完厕所时要由前往后擦拭干净，如此才能避免将肛门口的细菌带到尿道口。

3 2～4岁间的宝宝

2～4岁间正在训练不包尿布的宝宝，容易因为长期憋尿而造成感染。

破解之道：

训练宝宝不憋尿好好上厕所。医生提示，2～4岁间可以开始训练宝宝自己上厕所，当宝宝有下列情形时，都是适当的训练时机：

1.知道膀胱涨，会表达、说出想尿尿时。

2.知道不想尿湿裤子。

3.能意识到膀胱会不由自主地收缩。

4.能稍微控制括约肌（膀胱与尿道连结的肌肉）。

在训练小便时，应提醒宝宝至少每2小时去上一次厕所，避免养成憋尿的坏习惯。

4 6岁前的宝宝

因为膀胱与输尿管交界处的先天缺陷，使得尿液在膀胱、输尿管、肾脏间来来去去极易造成泌尿系统的感染，轻微的逆流多在6岁前会自行好转，严重的逆流则需要手术治疗，家长要随时注意孩子有无泌尿系统感染的症状。

破解之道：

依照宝宝尿液逆流的严重情形，必须给予预防性的抗生素、手术改善或者在缺陷处注射玻尿酸来协助治疗。

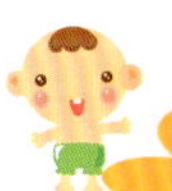

怎样预防宝宝中耳炎发烧？

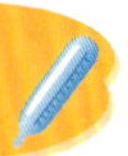

Point1

秋冬两季，以及季节交替时，注意保暖，避免感冒。

Point2

尽量减少进出公共场所的机会。

Point3

如果小宝宝曾经得过中耳炎，家长更要特别注意之后是否有复发情形。

Point4

外出回家时要彻底洗手、洗脸、漱口，才能碰触小宝宝。

Point5

注射肺炎双球菌疫苗。由于肺炎双球菌不但会造成中耳炎，还会造成脑膜炎、鼻窦炎，选择施打疫苗可有效预防中耳感染。

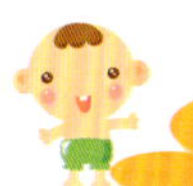

怎样预防宝宝手足口病发烧？

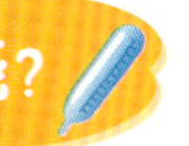

Point1

为了预防手足口病，必须注意环境和个人卫生，宝宝幼儿园及家里要经常开窗通风，保持居室整洁卫生。

Point2

饭前便后、外出后要用肥皂或洗手液给儿童洗手，不要让儿童喝生水、吃生冷食物。食品一定要经过高温消毒，不吃已变质的食品。

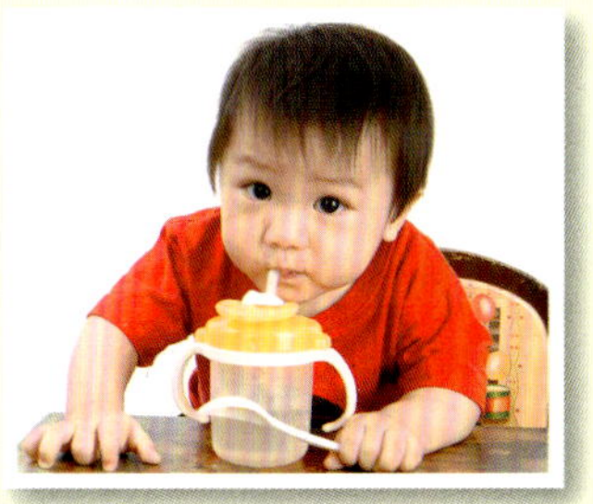

Point3

宝宝的餐具、玩具等用品要及时消毒，预防病从口入。

Point4

加强宝宝的营养，注意休息，防止过度疲劳而降低抵抗力。

Point5

本病流行期间，不宜带宝宝到人群聚集、空气流通差的公共场所。

Point6

家长和老师一旦发现宝宝出现手足口病的症状，不必惊慌，一定要尽早去医院治疗。等宝宝痊愈后由医生批准后再回幼儿园，避免宝宝交叉传染。

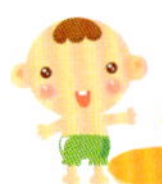

怎样预防宝宝脑膜炎发烧？

1 产检时做B型链球菌筛检

B型链球菌常存在于女性肠胃道、泌尿道与阴道内，据统计有10%～30%的准妈咪阴道内有B型链球菌，一般带有菌种的妈咪并不会有症状，但在自然生产过程中，当新生宝宝通过产道，就可能受到感染。新生宝宝若感染B型链球菌，可能会合并败血症或脑膜炎，死亡率可高达20%。美国疾控中心、美国妇产科及小儿科医学会皆建议每位准妈咪都做这项筛检。

2 早期破水，做预防性治疗

大部分的孕妇如果阴道内有B型链球菌，并不会造成胎盘、羊水及绒毛膜等的感染，但是少数的孕妇可能会发生逆行性感染，使得子宫收缩，造成早期破水。而如果破水时间太久，细菌可能会进入羊膜腔，使胎儿受到感染。所以若发生早期破水的情况，不只针对B型链球菌，而是对所有可能的细菌，做广泛性的抗生素预防治疗。

3 注意托婴环境的卫生

在托婴中心及坐月子中心等宝宝群聚的地方，新生宝宝有可能受到群聚感染，所以在选择托婴中心时，要多注意环境卫生，例如护士照顾宝宝前有没有洗手、奶瓶有没有消毒等问题，都应该在参观托婴中心时询问。另外，如果母亲也在坐月子中心坐月子，当每次婴儿回到母亲身边时，也要先洗手再接触小孩。

4 照顾婴儿要勤洗手

现代人几乎不会好几天不帮小宝宝洗澡、不洗奶瓶，宝宝很少会因为这些原因而感染细菌或病毒。但需注意的是，无论家中任何成员在接触宝宝前，都务必先洗手，尤其是家中有上幼儿园的宝宝时，要敦促他们回到家中立即洗手，因为学校环境比较容易传染病菌，不要因为日久而松懈。

5 施打疫苗

新生宝宝比较常受到大肠杆菌和B型链球菌感染，婴幼儿则较容易受到沙门氏菌、脑膜炎双球菌、B型嗜血杆菌及肺炎双球菌感染。目前有预防B型嗜血杆菌及肺炎双球菌的

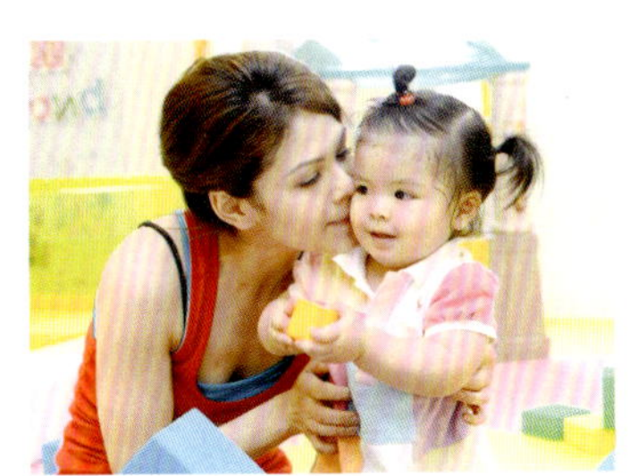

疫苗，虽然新生儿不能接种，但是二个月以上的宝宝就可施打，建议家长要注意宝宝施打疫苗的时程，带宝宝到医疗院所注射疫苗，为宝宝增加保护力。

小疑问

为什么新生宝宝发烧几乎都要被抽取脑脊髓液检查?

新生宝宝若出现感染现象，必须进行完整的感染检查。六个月以下的婴儿，若遭受细菌感染，通常只出现体温异常、活动力下降、厌食、呼吸浅快等问题。不会出现咳嗽、头痛等症状，因此无法判断这种感染是肺炎、脑膜炎、泌尿道感染，还是单纯感冒。因此，新生宝宝一旦发烧，完整的感染检查包括血液、尿液、粪便及脑脊髓液之常规检验与细菌培养都是需要的。并且，脑膜炎是一个并发症发生率极高及需长期追踪的疾病，绝对需要尽快诊断。因此六个月以下的婴儿，尤其是新生宝宝，若出现感染现象，一定需要进行完整的感染检查，其中也包含脑脊髓液的检查。

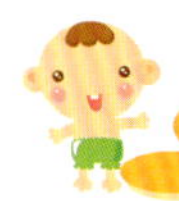

怎样预防宝宝水痘发烧?

1 保持环境清洁

水痘可经由皮肤直接接触传染或飞沫传染，接触到水痘-

带状疱疹的水液，也会造成传染。此外，也可经由被带状疱疹水液和黏膜分泌物污染的器物间接传染。对水痘患者应尽量隔离，更要注意家中空气是否流通。

已感染水痘的小宝宝，房间尽可能打开窗户，让阳光照射，因为阳光可以杀死病毒；病童的衣服、被褥、毛巾、敷料、玩具、餐具等，不要与健康人共享。

2 接种疫苗

注射水痘疫苗后的免疫力，至少可以维持20年；医师建议家长，可带家中12个月到12岁尚未感染过水痘的健康儿童，接种一剂水痘疫苗；12岁以上及成年人尚未感染过水痘者，则要接种两剂的疫苗，其接种的间隔为两个月。

小疑问

打完水痘疫苗就不会得水痘吗?

根据目前的观察，水痘疫苗的保护期达十年以上，保护率高达90%。即使有少数疫苗接种者仍会感染水痘，但症状都较轻微。若接触水痘患者，三天内施打疫苗保护率可达70%～80%。然而，水痘疫苗并不是有百分之百的预防效果，所以仍要注意其接触的环境，在流行期也应避免到公共场所。

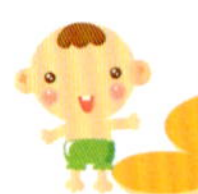

怎样预防宝宝麻疹发烧？

Point1

婴儿在出生后6个月即有被感染的机会，应避免与麻疹患者接触，定时预防接种。

Point2

如果与麻疹患者已有接触，而且处于潜伏期的话，再使用麻疹疫苗是完全无效的，此时可使用血清球蛋白，因其中含有浓缩的免疫抗体，只要在感染后6～7天使用，就能有效地控制发病，减轻病情，有时甚至可完全预防。

Point3

患者发疹的前后各4天内均为传染期，需特别小心。

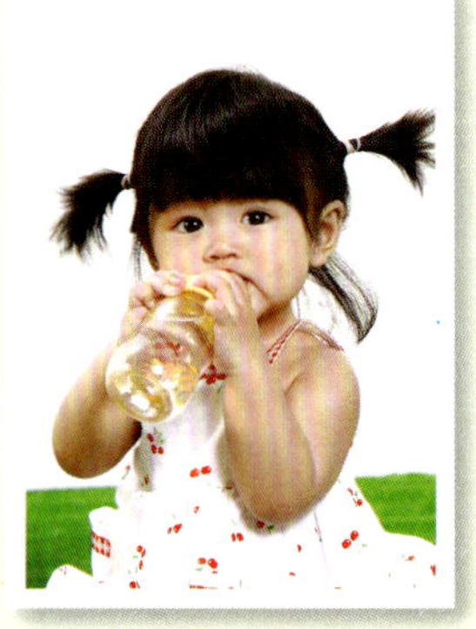

为宝宝接种疫苗

1 疫苗的种类

活菌疫苗

减毒活菌作为疫苗用，如小儿麻痹疫苗、麻疹疫苗、卡介苗（BCG）等疫苗。接种活疫苗时，会发生轻微的感染，但免疫力长久持续，所以不必数次追加免疫。

死菌疫苗

杀死病原体，只留下能够产生免疫力的毒素作为疫苗，如百日咳疫苗、乙脑疫苗、流行性感冒疫苗等。接种死菌疫苗，可在血中产生抗体，以杀死入侵的病原体。死菌苗无法像活菌苗那样在体内增殖，所以必须经常追加接种，以强化免疫。

类毒素

取出病原体的毒素，加以削弱毒性而进行无毒化，如白喉疫苗、破伤风疫苗。与死菌苗相同，不具有持续力，必须经常追加接种。

2 宝宝施打疫苗应注意的事项

四大通则

Point1

发烧：当宝宝有发烧症状时，暂时先不要施打疫苗，以免施打后医师无法判断发烧症状是疫苗造成的副作用还是只是单纯的发烧症状。

Point2

疾病初期：如同前一点发烧的原因，主要是担心症状会影响医师的判断。

Point3

未经治疗的结核病患者：因此类患者的免疫力会下降，所以也不适合施打疫苗。

Point4

严重的过敏反应：以前对同一种疫苗曾经发生严重的过敏反应（如：休克或呼吸困难者），不适合打相同的疫苗，以免造成类似的严重过敏反应。

口服疫苗3须知

口服疫苗除了对先天性免疫机能低下的宝宝会有影响外，疫苗效果通常都会比注射疫苗来得好，目前较为常见的，多以预防脊髓灰质炎的沙宾疫苗（减毒活疫苗）与轮状病毒疫苗为主。

随着疫苗科技的进步，以下3种状况是口服疫苗必须注意的问题，沙宾疫苗都会因这些状况而影响其疫苗功效，而口服的轮状病毒疫苗，只要注意第一点即可，宝宝服药后若有呕吐状况则不需再另外补服，而在口服轮状病毒疫苗前，也不需再刻意空腹，只要注意不要让宝宝吃得太饱而发生溢奶的状况即可。

Point1

肠胃炎：此时的肠胃蠕动较快，另一方面也怕肠胃的其他病毒与细菌干扰，导致宝宝肠胃对疫苗的吸收效果不佳，影响口服疫苗的效果。

Point2

服用后半小时内呕吐：若宝宝在口服疫苗后半小时内发生呕吐状况，则代表刚刚服用的疫苗无效，需再重新进行一次。

Point3

口服前后半小时需空腹：准备让宝宝进行口服疫苗时的前后半小时都不能有任何食物或是水分的摄取，以免影响疫苗的药效。

小叮咛

轮状病毒感染性腹泻是婴幼儿急诊和死亡（除呼吸道感染之外）的第二位病因，我国每年大约有1000万婴幼儿患轮状病毒感染性胃肠炎，占婴幼儿总人数的1/4。口服轮状病毒疫苗，可以有效预防婴幼儿轮状病毒腹泻。

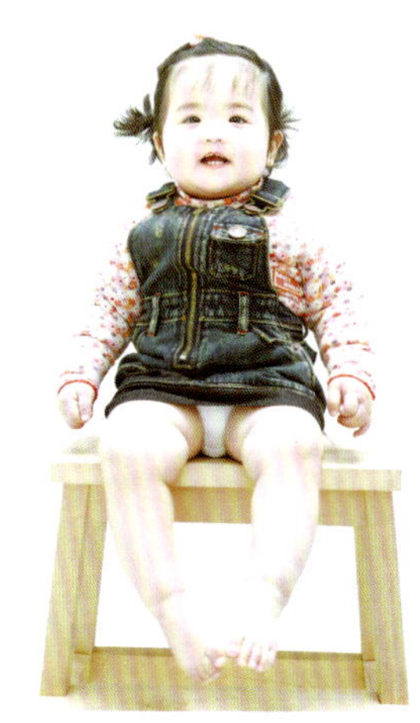

3 4大副作用的护理原则

施打疫苗的副作用虽不多，但总括来看，大约会出现以下四种生理反应，而副作用的出现时序，也会因疫苗的不同而有所不同。

发烧

症状：大部分的发烧副作用都较为轻微，体温多在38℃

左右，少数较为严重者，如：注射白喉、百日咳和破伤风疫苗后1~2天可达到40℃。

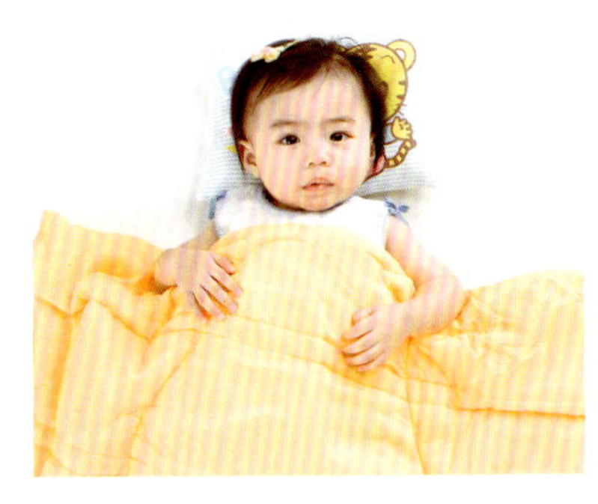

居家护理：可让宝宝睡冰枕、服用退烧药与温水擦拭，都是不错的方法。特别提醒的是，注射水痘疫苗后若发烧，服用退烧药时要尽量避免选用阿司匹林，以避免雷氏症候群的发生（此症候群是可能会致命的肝脑病变）。

局部硬块

症状：局部的红、肿、热、痛。此症状多出现于接种白喉、百日咳、破伤风三合一疫苗的宝宝。

居家护理：若宝宝出现疼痛不适且反应较为紧急时，可先以冰敷的方式来减缓疼痛；直到慢性期，疼痛感较可忍受时，则可改以热敷的方式来进行，以加速肿块的吸收。有些宝宝局部肿块现象，甚至可达1~2个月才会消失，但不需太担心。

皮疹

症状：皮肤红疹一般出现于接种麻疹、腮腺炎和风疹混合疫苗的宝宝。

居家护理：宝宝接种疫苗后出现皮疹，家长应带宝宝就诊，请医师给予药物治疗。并注意观察体温、皮疹及呼吸情况，不要自行用药。

过敏性休克

症状：过敏严重者打完针后10～20分钟会出现休克或呼吸困难现象。

居家护理：若出现休克或呼吸困难的副作用，应立即就医接受肾上腺素注射治疗。需要特别提醒的是，此副作用极少出现，但是若宝宝曾对鸡蛋白过敏，父母亲应格外注意，也应提醒小儿科医师。

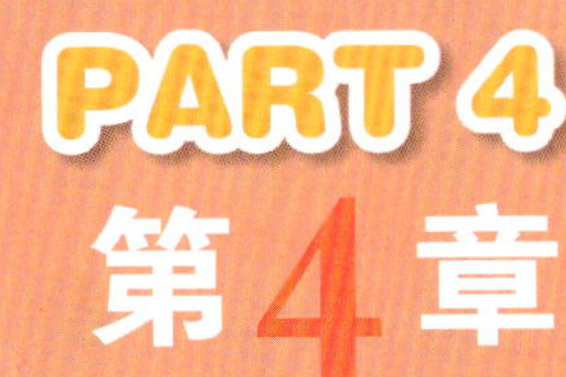
PART 4
第4章

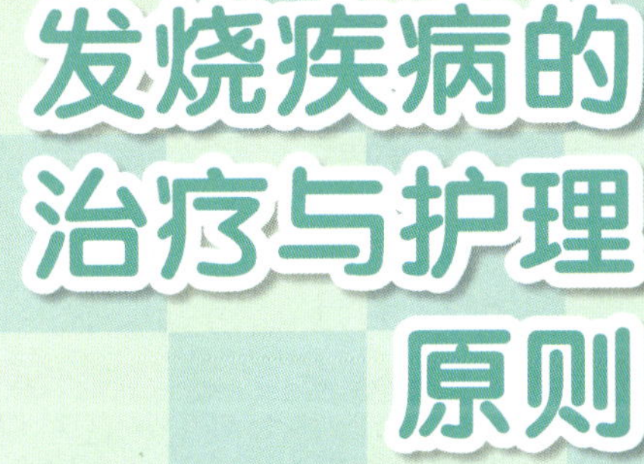
发烧疾病的
治疗与护理
原则

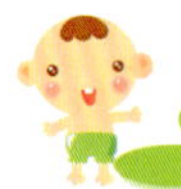

感冒和流感的治疗与护理原则

1 治疗原则和药物

没有特效药可以治疗感冒，主要采用中成药来对症处理。若疗效不好也可使用抗生素，但最好在医生指导下使用，不应滥用。

流感虽然可用抗病毒药物治疗，但通常只用于较严重的患者，或大流行时使用；其他也以症状治疗的方式，视感染的情况给予镇痛解热剂，并且要宝宝多休息、多喝水。

2 辅助治疗

善用中医调理

症状不同，使用的药物也就不一样。

寒症用热药，所以风寒型感冒用辛温解表的方式，例如桂枝、麻黄、葛根、荆芥、防风、藿香等抗病毒、增强免疫力的药物。

热症用寒药，风热型感冒就使用金银花、连翘、蒲公英、桑叶、薄荷、黄芩等有类抗生素作用的中药，协助白细胞将细菌清除。

小疑问

多大的宝宝可以用中药来治疗感冒?

这要看婴儿的体重，大概体重12公斤以上，就可以使用一些外感类的中药了！然而有时候不是父母亲自照顾小孩，所以带来看病时，根本搞不清楚小孩的症状，比较不容易辨证，因此大部分都是2岁以后，小孩有点表达能力，家长才会带过来看中医，开始吃中药。

新观念

自然好最好

许多妈妈在宝宝感冒时都会感到焦虑、紧张，也大都希望在看过医生后，宝宝感冒的症状能立即吃药消除；但儿科医师认为，只要不会实际危害到宝宝的身体健康，感冒不见得要吃药，让他自然复原有助于产生免疫抗体，可培养体内健全的免疫系统，抵抗力更强，不易生病。

3 护理原则

最重要的是调节室内温度和安排休息。气温最好保持在20℃左右，湿度为60%最理想。穿着要适当，太暖和宝宝易出汗，反而易感冒，室内空气应流畅，但要防止穿堂风。

患病期间尽量不去托儿所等公共场所，减少宝宝继发感染的机会，并减少活动，注意休息。

应选用易消化、少油腻、多维生素的饮食。人工喂养者可将牛奶稀释，或少量多次，多饮开水，以利排泄体内毒素。

父母居家照顾应尽量给予通风环境，因为密闭空间会增加感染机会，也要养成勤洗手与少去公共场所的习惯。

4 注意事项

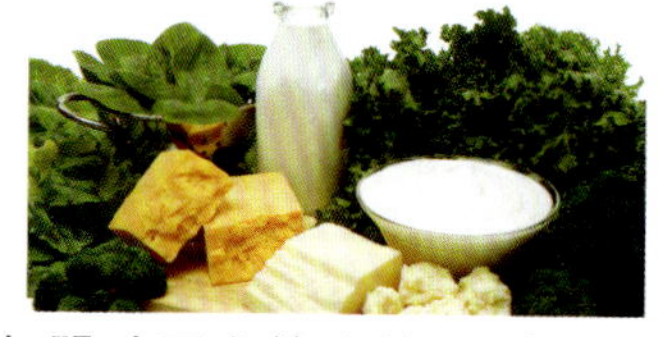

提醒父母千万不可给宝宝阿斯匹林解热剂，以免引起雷氏症候群，造成昏迷或死亡的危险。

如果发烧宝宝出现耳朵痛、呼吸急促、久咳不愈、精神不济与躁动不安等症状，则要尽快送往医院诊治。

5 饮食照护

多给感冒的宝宝补充水分

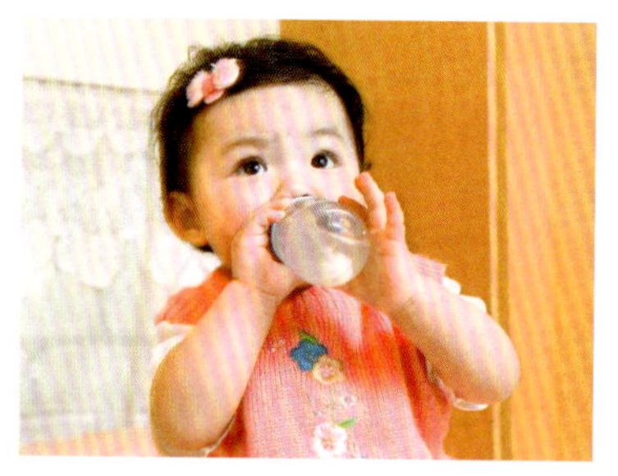

妈妈要多给因患感冒而食欲不振或腹泻的宝宝及时补充水分。如果宝宝胃口不好，妈妈一定不要硬喂。在宝宝恢复食欲前，妈妈要注

意观察，多让宝宝喝些温开水或果汁。

多做些营养丰富的食物

如果宝宝患了感冒，胃口还不错，妈妈就不必改变断奶食谱，多做些易消化且营养丰富的辅食，给患病的宝宝增加营养。

给患感冒的宝宝做辅食时，要多使用豆腐、鱼类、肉类、鸡蛋、乳制品等富含蛋白质的食品。维生素C和胡萝卜素对保护气管和喉咙黏膜有好处，要多选用富含维生素C和胡萝卜素的绿黄色蔬菜。如果宝宝食欲不好，并伴有咳嗽或发烧、腹泻等症状，妈妈要根据宝宝的具体症状改变断奶食谱。

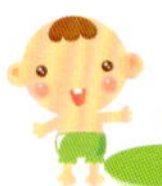

扁桃腺炎的治疗与护理原则

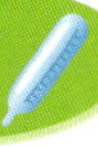

1 治疗原则和药物

大部分病毒感染所造成的扁桃腺炎是属于自限的，意思就是说，一个免疫功能正常的小朋友，只要注意适当补充水分、观察食欲及活动力的变化情形，在喉咙疼痛可以忍受的范围内，维持饮食的正常、作息规律，一般不需特别的治疗，三至五天就可以康复。

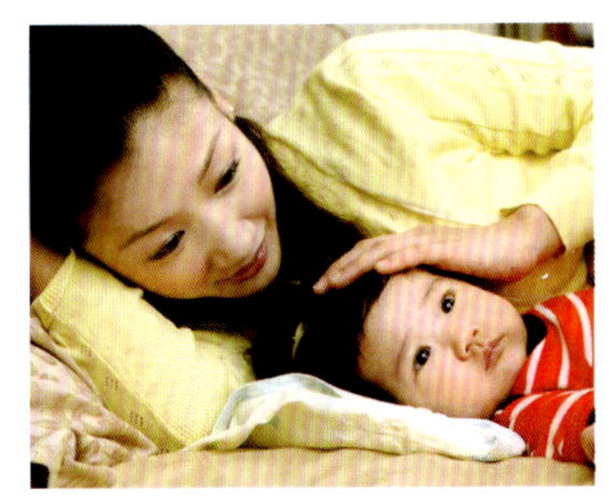

有些扁桃腺发炎则因为病原菌较强，或病童抵抗力

较弱，医师观察怀疑是细菌（特别是链球菌）的感染时，可能会建议使用口服抗生素治疗，但要注意疗程一般约需十天，切勿太早自行停药而造成慢性反复发炎或其他严重的并发症，同时也要配合医师的指示复查。

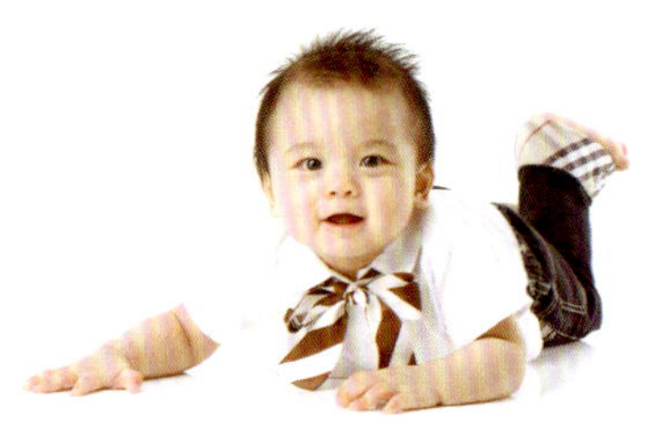

2 护理原则

扁桃腺发炎是由细菌或病毒感染造成的，都具有传染性，所以一旦家里有小朋友感染，则尽量避免外出，与其他家庭成员互动时，也要特别注意飞沫及接触传染的可能 。

保持适当的水分摄取并尽量维持足够的饮食，是抵抗疾病的关键，所以只要宝宝愿意吃，即使是有些冰凉、顺口的甜食，倒也不必一味地禁止。另外，口腔卫生也不能忽略，以免造成二度感染。

3 注意事项

宝宝扁桃腺发炎，是一种相当常见的疾病，可能只是三至五天的发烧、喉咙痛、食欲变差，很快地就康复了，但也可能会有少数病情较为复杂，怀疑是EB病毒或链球菌的感染，而出现全身性的并发症，所以仍然不可掉以轻心。

随时观察宝宝的食欲、活动力及发烧的情形，在经过适当诊疗后，如果病情并不如预期般逐渐恢复，就必须立即去医院复诊治疗，以避免后遗症的产生。

4 饮食护理

忌：辛辣刺激、太烫、粉末状、纤维质太粗或太多、油炸、太过冰冷的食物，都会加重喉咙的不适感和发炎的情况，所以建议爸爸妈妈避免让宝宝食用。

宜：建议爸爸妈妈多选择软一点、流质、清淡的食物让宝贝补充营养。可适时给予较清凉的食物舒缓不适感，布丁、粥、果汁等都是很好的选择。另外，要记得多让宝宝喝温开水，有助减轻病症。

小提示

一般市面上的漱口水有治疗的效果吗？漱口水通常都含有薄荷成分，的确会让喉咙感到短暂的舒适，但不具有治疗效果，适量即可。

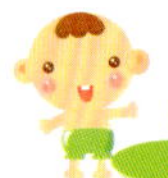

细支气管炎的治疗与护理原则

1 治疗原则和药物

1 治疗方式则要提供低温、高湿度含氧的环境,住院的小婴儿都会使用氧气帐治疗。

2 如果发生呼吸衰竭症状，则要考虑使用气管内插管和呼吸机治疗。

3 抗病毒制剂可考虑用于高危险群及免疫缺陷者。

2 护理原则

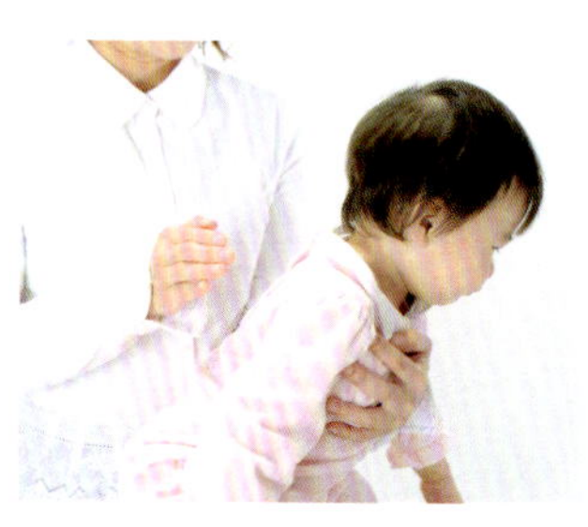

由于2岁以前的宝宝肌肉尚未发育完全，故感染细支气管炎时，容易因咳嗽力道不足，不易将痰排出，导致痰一直置留于气管内，造成越咳越喘的情形。妈咪可以适度地喂宝宝喝温水，帮助稀释痰液，或者在宝宝空腹时让他采取趴姿，轻拍宝宝的背部，以利其咳痰。

3 注意事项

小心并发肺水肿

父母在家照顾宝宝时若发现宝宝在罹患一般性感冒4～5天后，有呼吸困难、咳嗽、吐泡沫性痰液、面色苍白、胸凹、发绀、喂食困难、体重减轻的状况时，不可给予过多水分，以免发生肺水肿的危险，此时应尽快送医院治疗。

4 饮食调护

从食物中强化宝宝免疫力

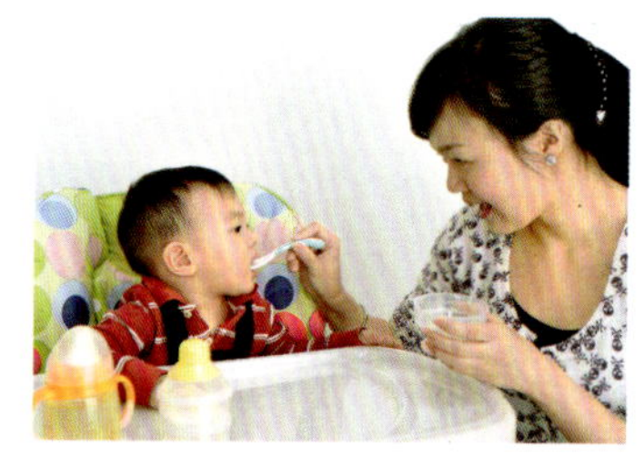

水分：水分充足，新陈代谢好，免疫力自然提升。

菇类：含有天然丰富的B

族维生素。

糙米、薏仁：内含天然抗氧化剂，有效增强免疫细胞的功能。

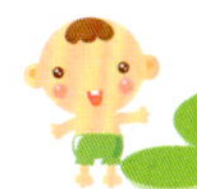

肺炎的治疗与护理原则

1 治疗原则和药物

1 大多数重症肺炎是由细菌引起的，或在病毒感染的基础上合并细菌感染，故应选用抗生素治疗。常用的抗生素有青霉素、先锋霉素等。对于支原体肺炎或是衣原体肺炎，红霉素、白霉素等均有效。

2 用药时间应保持至体温正常后5～7天，临床症状消失后3天。支原体肺炎至少用药2～3周，总疗程以6周为宜。

3 病毒感染性肺炎，临床无特效药，但中成药如鱼腥草、清开灵等效果较好。

4 对于痰多不易吸收或咳嗽、喘憋明显者，除用止咳、平喘、祛痰药外，可采用雾化吸入或理疗。

2 护理原则

1 让宝宝卧床休息，咳喘患儿取半卧位，平卧时应将颈后部稍垫起，以保持呼吸道通畅。

2 急性期要常翻身，更换

体位，以防肺充血或肺不张；病情稳定后要适当增加活动。

3 室内应保持清洁、安静、空气新鲜，定时开窗通风，每天2次，每次10～30分钟，但应避免穿堂风。

4 通风后要用热水洒地。居室阳光要充足，使室温保持在20～22℃，湿度在50%～60%为宜。

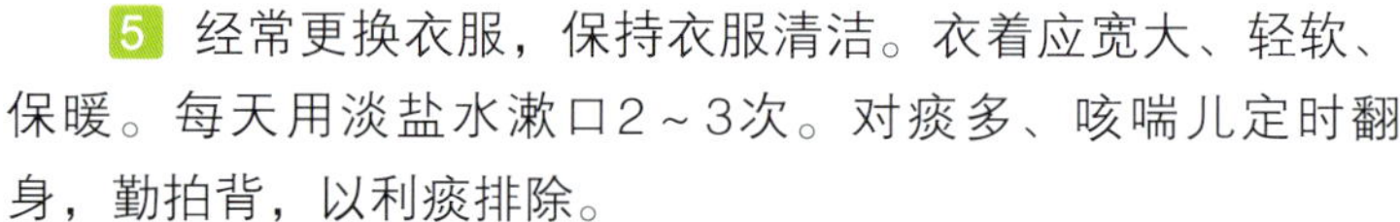

5 经常更换衣服，保持衣服清洁。衣着应宽大、轻软、保暖。每天用淡盐水漱口2～3次。对痰多、咳喘儿定时翻身，勤拍背，以利痰排除。

3 注意事项

密切观察病情变化，如出现烦躁不安，面色苍白或青紫，呼吸急促，鼻翼煽动，心率快，腹胀明显，吐咖啡色样物或便血等症状，应送医院治疗。

4 饮食调护

饮食药膳

1 给宝宝富有营养易消化的食物，宜少量多次。

2 有气急、发紫的宝宝，在喂食或服药时应将其抱起，呛咳严重者可用小勺慢慢喂，以免吸入气管引起窒息。

3 鼻塞者进食前10～15分钟用0.5%的小儿盐酸麻黄素滴鼻剂点鼻，清除鼻腔分泌物；鼓励宝宝多饮水。

小叮咛

宝宝在离开妈咪肚子后的前6个月，自体都还保有来自母体的免疫力，尤其是喝母乳的宝宝，因母乳中的免疫球蛋白比率高，可提升宝宝的免疫力。

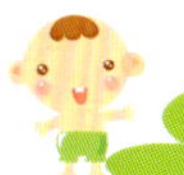

肠胃炎的治疗与护理原则

1 治疗原则和药物

若是幼儿持续发烧二至三天并有严重的呕吐腹泻、腹痛，而且精神状况差，就需赶紧送医治疗。一般肠胃炎的小朋友在送到医院后，医护人员会给予口服与针剂的电解质来补充水分及电解质，并给予对症治疗药物，而3个月大以下的宝宝若怀疑是细菌性肠胃炎，合并高烧，并担心并发败血症，医生会建议爸爸妈妈考虑让宝宝住院，并增加抗生素的使用。

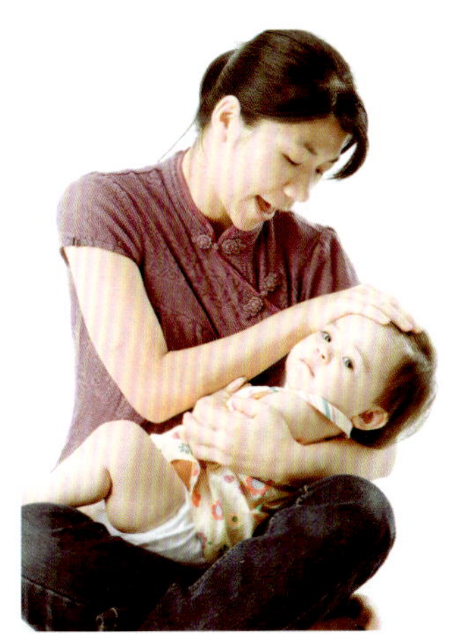

2 护理原则

肠胃炎要避免发生脱水

肠胃炎的护理原则主要是避免病人发生脱水的状况，家长可以仔细观察宝宝，当宝宝腹泻严重而水分又补充不足时，就会造成脱水现象。若是出现小便的次数减少、尿液变黄、哭没有眼泪、皮肤与唇舌干燥等状况，就是轻度的脱水；此时需要给宝宝补充专用的电解质口服液来缓解脱水状况。

不建议给宝宝一般的运动性饮料

一般的运动性饮料因为糖分偏高且盐分不足，无法满足脱水病人的需求；若是宝宝出现脉搏转快、呼吸急促、眼眶及前囟门凹陷的状况，已经属于中度脱水。若是严重脱水时可能出现休克及急性肾衰竭，会发生生命危险。因此、腹泻严重的宝宝，应该立即就医，避免产生脱水、休克。

不建议积极止泻

若是宝宝的病症是激烈的呕吐，无法补充专用的电解质口服液，则需要送医院输液来避免脱水。另外，急性肠胃炎时，不建议积极给予止泻，以免体内病菌及毒素无法排出。其他包括呕吐、发烧等症状，依严重程度对症治疗。

3 注意事项

不可给宝宝过多甜食

宝宝要少吃甜食。甜食会造成宝宝肠胃渗透压过高，一般均衡的渗透压为300mOsm/L（毫渗透摩尔）左右，肠道可忍受的范围至400mOsm/L左右，太甜易造成肠胃负担太大，宝宝就容易腹泻。而且甜食容易让宝宝产生蛀牙及养成偏食的习惯。

杂菜饮食易偏食

杂菜饮食容易造成宝宝偏食，因为如果宝宝不喜欢其中一项食物，也容易连其他食物都不爱吃。所以，爸爸妈妈最好单纯化烹调食物种类，可提高宝宝接受度。

4 饮食调护

饮食方面则以清淡为佳

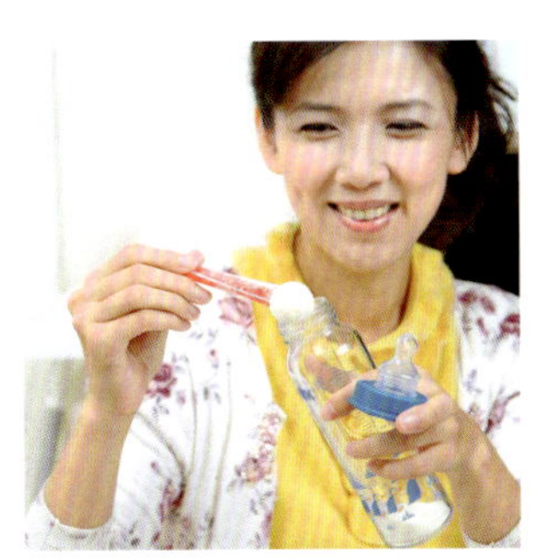

刚发病时若出现严重的呕吐，则要先禁食四至六小时，之后再慢慢进食，可先食用一点清淡的米粥、吐司、水煮面等，避免偏甜的食物，若要加肉松配稀粥也只能加一点，因为肉松偏油，要等症状缓解些，才可尝试其他不油腻易消化的食物，像是蒸鱼、蒸蛋等；至于水果跟青菜可视情形吃吃看。

配方奶浓度要稀释一半

若是以奶为主食的宝宝，在感染肠胃炎期间，首先母奶还是继续喂，如是吃配方奶要将平日泡奶的浓度稀释一半，若还是一直拉肚子，就可考虑使用无乳糖奶粉来补充宝宝营养；也可在宝宝的腹部抹些薄荷油轻轻按摩，来缓解宝宝腹部胀痛的状况。肠胃炎的病程大约会持续一周至两周，之后症状就会慢慢改善，此时就可以恢复正常的饮食了。

5 注意错误的喂食习惯

宝宝对食物的许多不适反应，其实背后都是有原因的，很多时候是家长在喂食时的疏忽，造成宝宝肠胃消化不良的反应。爸爸妈妈可以看看自己是否犯了下列错误。

错误1 不断更换奶粉

宝宝分别在3、6、9个月的时候，会经历厌奶期。此时爸爸妈妈如果仍强迫喂食或不断地更换奶粉，反而会造成宝宝肠胃不适，以致于长期无法适应乳制品，也很可能因此就拒绝液状乳制品，甚至液体食物。

错误2 牛奶泡太浓！

有时候爸爸妈妈认为牛奶泡得浓一些，可以让宝宝一次吸收更多营养，但这是错误的观念，因为牛奶太浓易造成宝宝腹泻，应依照奶粉罐上的标示冲泡。

错误3 奶嘴洞太大！

若宝宝常常胀气，爸爸妈妈可以检查奶嘴的洞是否太大，让宝宝喝奶时喝进太多气体，易造成宝宝胀气。

错误4 容许宝宝不咀嚼

咀嚼是宝宝在饮食习惯和肠胃发展过程中很重要的一项能力，很多宝宝会有不想咀嚼的情况，可能是爸爸妈妈经常容易忽略此项训练。而不想咀嚼是造成宝宝日后偏食的最大原因。

错误5 三餐不定时或大小餐

定时定量的进食对宝宝肠胃发展相当重要，很多年轻父母让宝宝随意进食，三餐不定时或大小餐都会造成宝宝肠胃不舒服，甚至影响其他生理功能，例如：睡前宝宝的肠胃需要休息，爸爸妈妈反而让宝宝吃太多，结果造成他睡得不安稳。

6 有益宝宝肠胃的饮食方式

关心宝宝健康的爸爸妈妈们一定很想知道，宝宝的肠胃和大人有什么不同？哪些饮食方式对宝宝肠胃的发展较好？

烹饪方式：“蒸、煮”最优，避免“煎、炸”

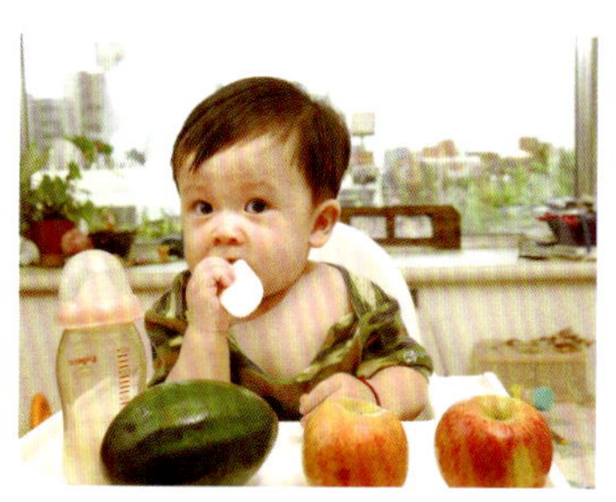

根据肠胃道的吸收功能来看，三大热量来源中，糖类最容易被吸收，1～2小时就能被吸收利用完毕；蛋白质次之，2～3小时分解；而油脂最不易吸收。所以，家长烹调应少用煎、炸等方式，避免宝宝摄取太多油脂，以致出现胀气、消化不良等肠胃道不适症状，而且因为不舒服而不爱吃饭，造成偏食。蒸是最好的方式，因使用的油量少、宝宝肠道负担相对也小，而且烹调温度也较煎、炸的方式低，食物内的营养流失较少；而煮的方式则次之。

口味浓淡：清淡为主

即使用蒸或煮的方式，味道都不要太重，咸重口味会造成宝宝肠胃负担过大，久了也不爱吃清淡的饮食。1～3岁宝宝容易发生非特异性儿童腹泻，大多由于食物太油、太甜、太辣引起。曾有一个小病人，因为习惯吃咸重口味，当肠胃出现炎症时，需要以清淡饮食调养让肠胃修复，但宝宝却很难适应清淡的食物，病程因而延长了许久。

进食习惯：少量多餐

1～3岁的宝宝一天吃4~6餐，3岁以上的宝宝一天则吃3~4餐。1岁以下每次摄入奶量为15～25ml/kg，而固体主食量（如稀饭、面条等）为5～15克/千克。例如宝宝5千克，每餐奶量为75～125ml。进食时间间隔，一般正常为4～6小时吃一餐，若是少量多餐，则每餐间隔2～4小时。

小提示

对于抵抗力较差的三岁以下的宝宝来说，有许多病毒与细菌会引起肠胃炎，家长首先要先认识肠胃炎的传染途径与症状，进而尽量预防宝宝受到感染。

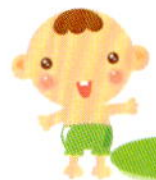

小儿泌尿道感染的治疗与护理原则

冬季天气寒冷，如果不注意泌尿系统的卫生，就容易泌尿道感染。特别是女孩，发病明显多于男孩，这是因为女孩尿道外口经尿道入膀胱的距离短而直，尿道外口如果有细菌感染，很容易上行进入膀胱。

1 发烧特点

宝宝患泌尿道感染时，临床表现轻重不一。

典型的常有尿频（排尿次数增多）、尿急（憋不住尿）、尿痛、腰痛、腹痛，脓尿，还可合并发烧。

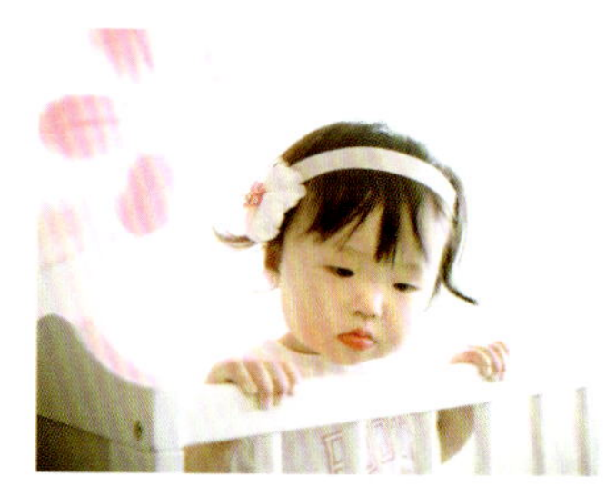

不典型的多没有尿频、尿急、尿痛，或只有不同程度的发烧（体温可高可低，高时可达40℃以上），同时伴有寒战。

2 治疗原则和药物

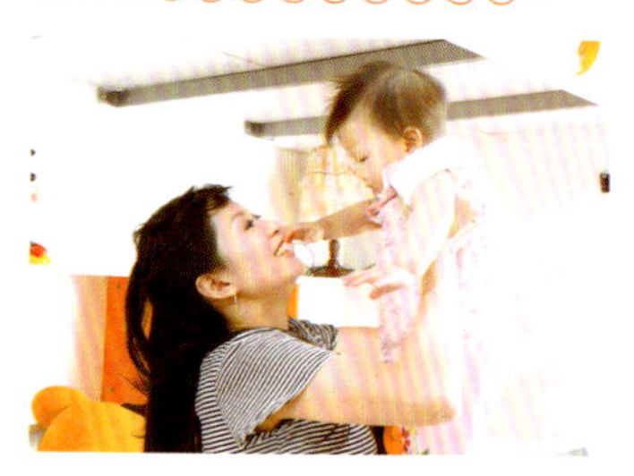

由于泌尿道感染的治疗必须依严重程度使用注射或口服的抗生素药物，很多家长担心用药伤肾的问题。宝宝泌尿道感染的治疗必须更为小心谨慎，药量会依照小朋友的体重去估算衡量，若宝宝本身的体质对药物没有特殊的过敏反应，家长不用担心用药会造成副作用，但必须遵守疗程、不随便停药，才能及早帮助宝宝恢复肾脏健康。

确定为小儿泌尿道感染后，宝宝有下列症状可能需要住院：

1 肾脏发炎造成宝宝持续呕吐无法进食。

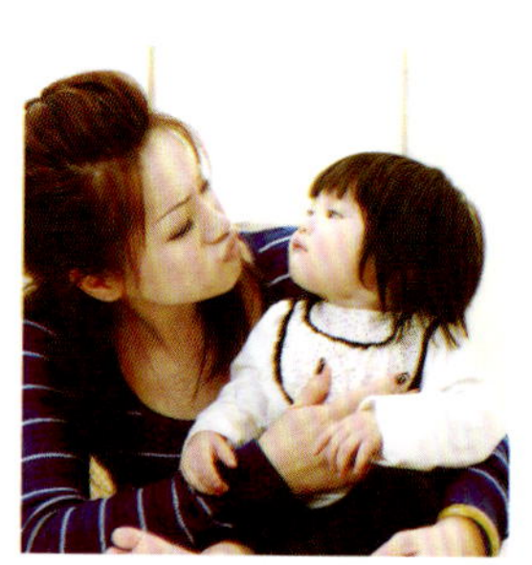

2 出现脱水症状。

3 活动力差，怀疑有败血症。

4 持续发烧且对口服抗生素无效。

一般泌尿道感染的宝宝经住院抗生素静脉注射治疗之后，90%以上在2～3天后会退烧，若静脉注射治疗效果良好，宝宝能在1～2天内退烧，很快就能出院返家，改以口服抗生素治疗。

3 护理原则

护理患泌尿道感染的宝宝要注意，多让宝宝饮水，勤排尿，勿憋尿。女孩应注意卫生习惯，每天清洗外阴，勤换内衣裤。急性发作时应卧床休息。

4 注意事项

宝宝解出的尿若有问题，不见得是泌尿道感染所引起，也有可能是泌尿道系统的其他问题，家长必须留心观察。

家长平时如何来观察婴幼儿的尿量与色泽发现解尿异常呢?

不正常的红尿、深茶色尿，对家长而言是观察宝宝尿液异常最直接的指标，若有这些现象都应该就医，而喝水少的宝宝，尿液一定是较少且色重味浓，但不一定就是泌尿道感染，家长必须注意帮宝宝补充水分，但如果宝宝尿量少，又合并有水肿（身体或脸部浮肿、用手压皮肤凹陷而无法立即回复）的症状，家长要尽快让儿科医师诊断宝宝是否是肾病症候群或因急性肾功能衰竭引起的少尿。

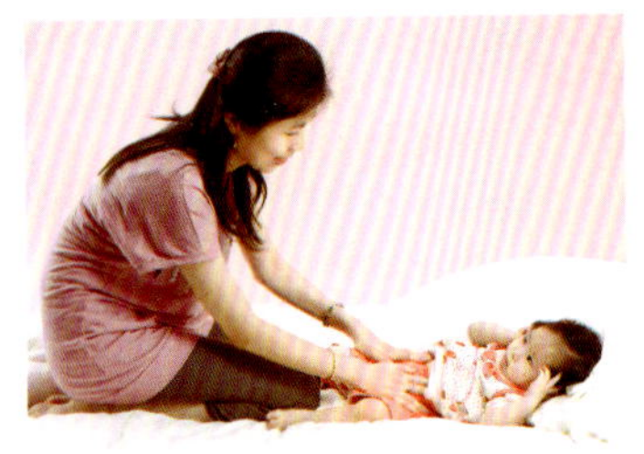

小叮咛

即使在寒冷的冬季，爸爸妈妈也不能放松对宝宝的卫生要求。女孩应该注意外阴部的清洁，每天清洗一次；男孩则要注意清洗包皮内的垢物。

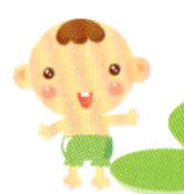

中耳炎的治疗与护理原则

1 治疗原则和药物

治疗以抗生素为主

中耳炎的好发时机，就四季变化来看，秋冬较为常见，春夏较为少见；此外，在季节变换的时候，因为比较容易感冒，细菌、病毒也就容易入侵到中耳腔里面去，继而引发中耳的感染。中耳炎多以抗生素治疗为主，由于绝大部分的中耳炎都由细菌感染引起，一般建议服用10～14天的抗生素，才能完全清除感染症状；医师也会视病情投以其他药物，如消肿药、止痛药、化痰药、化脓药等。

施予耳膜切开引流手术

假使中耳炎患者经规律服药超过六周，耳膜发炎的症状仍未改善，医生会视状况建议施予耳膜切开引流手术，不过因为宝宝年纪太小，加上现今的抗生素治疗相当先进，所以需要进行手术治疗的几率较低。

2 护理原则

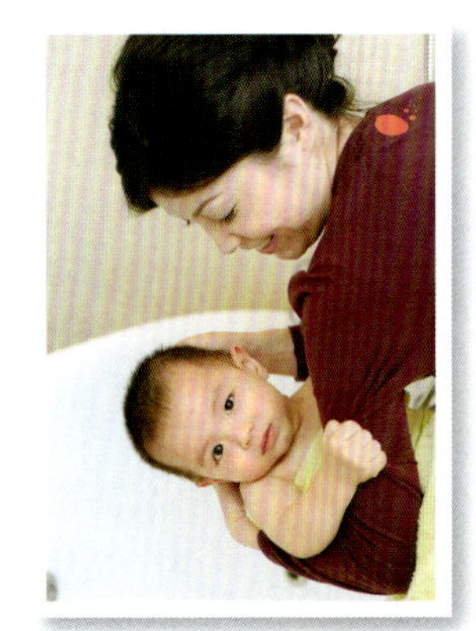

1 教导宝宝擤鼻涕时，一次擤一边的鼻孔，不要两边一齐擤，以避免将鼻涕挤入耳腔。

2 耐心配合追踪检查和治疗，遵守医嘱，定时服药。

3 观察宝宝的病情发展状况，若出现高烧不退、意识不清，一定要赶快去医院复诊。

4 让宝宝在家里吸一些热蒸汽，可以缓解其肿胀现象，也有助于让分泌物流出。

5 如为鼻子过敏所引起，就要继续积极治疗、妥善控制病情，免得中耳反复感染而复发。

6 耳朵经过手术治疗后，尽量避免不干净的水进到耳朵里。

7 给宝宝洗澡或喂奶时，要注意体位，避免水流入耳道或乳汁经咽鼓管呛入中耳。

3 注意事项

中耳积水恐影响听力

罹患急性中耳炎的小朋友，大约有80%在2周之后，中

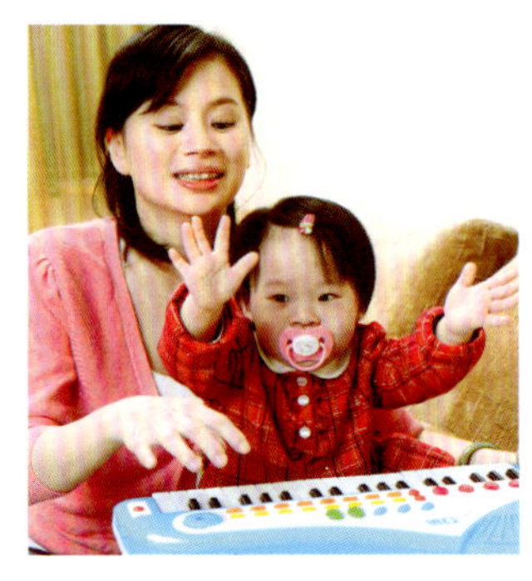

耳仍会有积水的现象；有40%在4周之后仍会有积水现象；另有10%在12周后还会有积水现象。中耳积水的情形称为“积液性中耳炎”或“浆液性中耳炎”。中耳有3个听小骨，若长期泡在水里，易导致听小骨溃烂、纤维化，这时听力就会受到影响，严重的甚至产生听力永久损伤的可怕后遗症。

一般而言，急性中耳炎只要经过妥善治疗，听力是不会受到影响的。但少数病例，用药物治疗后，中耳积水问题仍然未获改善，一旦超过2个月以上，此时就需要抽水（即在耳膜上装置中耳通气管，让水可以排出来）这方面的积极性介入治疗。至于积脓性中耳炎，若1个月后还是有积脓现象，需要做积极的手术治疗。此外，在一些较为特殊的情况下，也会考虑手术，如高烧一直不退、耳膜一直红肿发炎，或是产生严重的并发症如脑膜炎等。

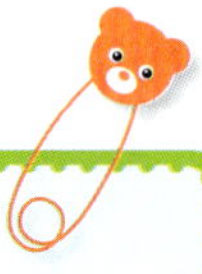

小提示

根据流行病学调查发现：越晚戒奶嘴，越容易患中耳炎。吸奶嘴会在口腔、耳腔形成吸力，如果吸奶嘴的方式不正确，或是吸得过久，就会造成负压。

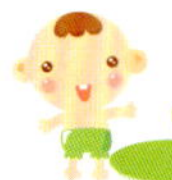

手足口病的治疗与护理原则

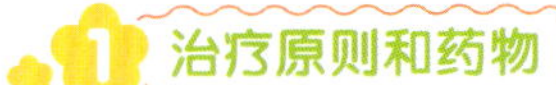

1 治疗原则和药物

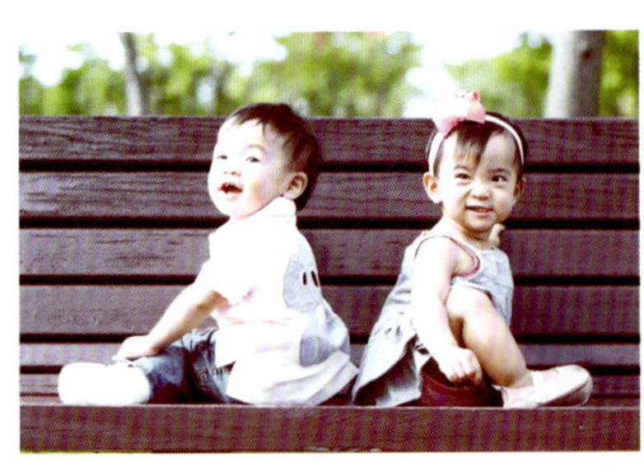

手足口病是病毒感染性疾病的一种，如果宝宝精神状态及饮食没有异常，及时进行抗病毒治疗，可以口服利巴韦林、阿昔洛韦或者抗病毒口服液及板蓝根等中成药，局部可以使用口腔溃疡散、锡类散等外敷患处，都有很好的效果。建议在医生指导下使用，严重者要去医院检查治疗。

2 护理原则

消毒隔离

宝宝用过的物品要彻底消毒，不宜浸泡的物品可放在日光下曝晒。宝宝的房间要定期开窗通风，保持空气新鲜、流通，温度适宜。减少人员进出宝宝房间，禁止在宝宝房间吸烟，防止空气污浊，避免继发感染。

口腔护理

宝宝会因口腔疼痛而拒食、流涎、哭闹不眠等，要保持宝宝口腔清洁，饭前饭后用生理盐水漱口，对不会漱口的宝宝，可以用棉棒蘸生理盐水轻轻地清洁口腔。

皮疹护理

宝宝衣服、被褥要清洁，衣着要舒适、柔软，经常更换。剪短宝宝的指甲，必要时包裹宝宝双手，防止抓破皮疹。臀部有皮疹的宝宝，应随时清理他的大小便，保持臀部清洁干燥。

3 饮食护理

注重饮食营养。如果在夏季得病，宝宝容易引起脱水和电解质紊乱，需要适当补水和营养。宝宝宜卧床休息1周，多喝温开水。宜给宝宝吃清淡、可口、易消化、柔软的流质或半流质饮食，禁食冰冷、辛辣、咸等刺激性食物。

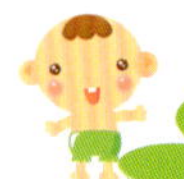

脑膜炎的治疗与护理原则

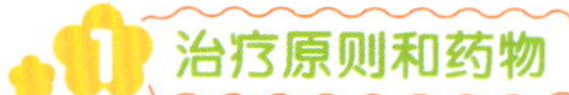

1 治疗原则和药物

抗生素治疗为主

细菌性脑膜炎：细菌性脑膜炎开始时先依病童的年龄层中最可能罹患的致病菌给予抗生素治疗，等脊髓液培养结果出来时，再依敏感性试验调整药物；若无并发症，一般以抗

生素治疗10～14天，但若为革兰氏阴性菌则需用抗生素治疗3周。另外，类固醇目前只建议用在感染B型嗜血杆菌的病人，可减缓发炎情形，使得产生中重度听力丧失的机会降低。

病毒性脑膜脑炎：大部分的病毒性脑膜脑炎并无特殊药物可予以治疗，除病疹性病毒脑炎外，一般而言是采用支持性疗法。

无菌性脑膜炎：通常是良性、可自行痊愈的疾病，且少有神经性后遗症，不过因为有细菌感染的可能性，年纪小的宝宝或急性发病的病人还是需住院观察。

2 护理原则

新生宝宝脑膜炎，死亡率高达10%～30%，一般而言，存活下来的新生儿也有30%～50%会留下神经性后遗症。非新生宝宝脑膜炎，经适当的治疗后，死亡率已降至1%～5%，但仍有50%会留下神经性后遗症。脑膜炎治疗完出院后，要定期量头围，定时返回门诊追踪检查，做神经、听力、视力及生长发育的评估。

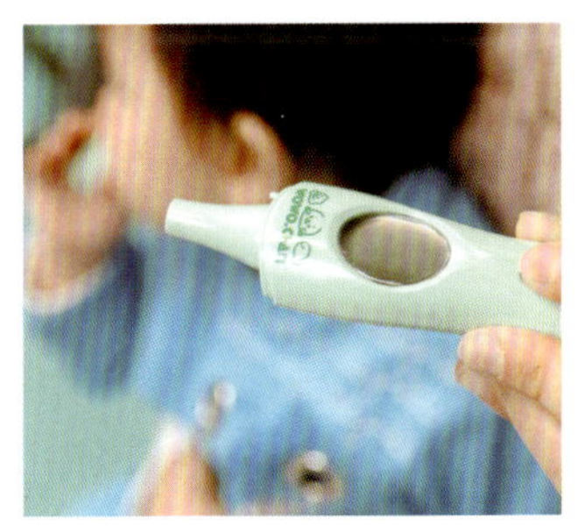

3 注意事项

幼儿感染症状不易被察觉

新生儿及婴儿时期的脑膜炎症状大多不明显，临床表现变异也很大，只要新生儿活动力、胃口变差，与平常表现有异，不论有无发烧或中枢神经症状，皆需考虑脑膜炎之可能性。

脑膜炎初期的症状有点类似流行性感冒，有时不容易区分。宝宝一旦有发烧、头痛合并呕吐的现象，家长就要特别注意，尤其在出现意识模糊不清、抽筋及脖子僵硬的情况时，一定要赶快送到医院诊治。因为这时宝宝得了脑膜炎的几率很大，如果不幸得了细菌性脑膜炎，延误了治疗，除了有可能导致很严重的后遗症，严重的还有可能让宝宝丧失宝贵的生命，造成无法挽回的后果，所以希望家长们在对脑膜炎的症状有了概念后，能够让宝宝免于脑膜炎的危害。

腰椎穿刺是必要的检查

正确诊断必须靠腰椎穿刺，抽取脑脊髓液培养，以辨别是细菌性、病毒性、结核性还是霉菌引起的，才能给予正确的治疗，脑脊髓液分析中白细胞的数目上升可初步诊断脑膜炎的发生，而脑脊髓液的细菌培养结果（通常需3天）可以帮助医生选择更有效的抗生素治疗。

另外，脑脊液检查会先做特殊染色，也可当作医师诊治初步的参考。对某些特定的病毒，可以PCR来测其DNA，大约3天就会有结果。一般而言，除非病人有心跳血压不稳定、局部神经学的症状、明显的脑压升高或做腰椎穿刺处有局部的皮肤感染等禁忌症外，一般只要无菌技术及麻醉步骤操作适当，腰椎穿刺是一个安全的检查。

小疑问

抽脑脊液安全吗?

有些家长因担心抽脑脊液会对身体不利，而非常犹豫或是不愿做腰椎穿刺，如此一来很可能延误治疗，造成无可挽回的神经性后遗症。尤其是新生宝宝，通常很难由临床症状直接诊断脑膜炎，因此脑脊髓液的检查，就变成一项常规且必要的检查，如此才能区分新生宝宝是否患了脑膜炎。其实脊髓液每天都会制造，而且这种必要的检查，既可以帮助医生很快地诊断，避免死亡或后遗症，而且抽掉发炎及脏的脊髓液，也有减压的治疗作用。因为脑脊髓液培养需要一段时间，取得脑脊髓液之后，可先做特殊染色，当作初步的参考。

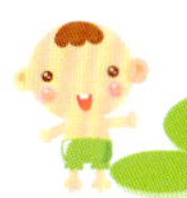

水痘的治疗与护理原则

1 治疗原则和药物

●隔离：“水痘”病患在出疹的5天内必须采取绝对隔离的方法，当皮疹出现后至少应休假5天，或是直到“水痘”变干为止；避免患者与易被感染者接触。

●保持皮肤清洁卫生：不让宝宝搔抓皮疹，可涂些止痒药水，如炉甘石洗剂、痱子粉等；一旦抓破，可涂些龙胆紫药水；如果皮肤感染化脓，可口服消炎药物。

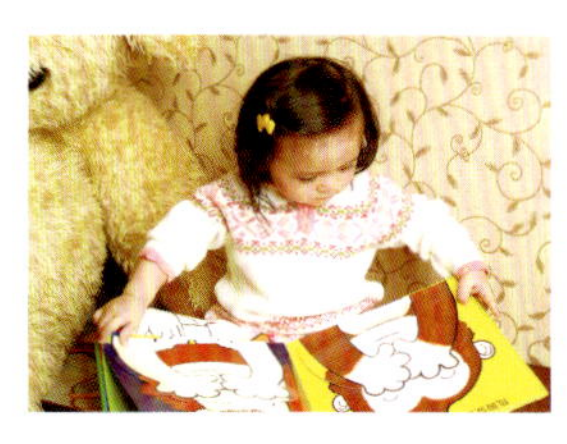

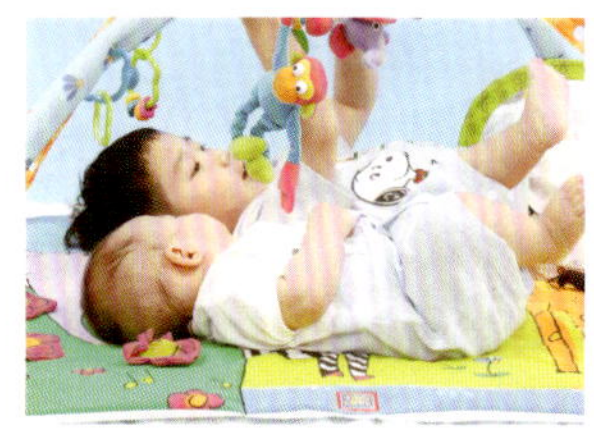

●接触者保护：对于高危险群（如：免疫功能不全者、早产儿、孕妇），接触水痘患者后96小时内给予水痘免疫球蛋白（VZIG），可预防感染或是减轻症状。

2 护理原则

1 家中若有患水痘的宝宝，最重要的护理原则是避免二次细菌感染；宝宝若感染水痘，应特别注意不要因瘙痒而抓破水痘，以免留下明显且永久性的疤痕，此时可帮孩子修剪指甲，并帮较小的宝宝带上手套。

2 注意皮肤清洁并保持干燥，帮宝宝洗好澡后，应以干毛巾轻覆在宝宝身上吸干水分，并适度擦上医生所开的局部止痒剂，以舒缓瘙痒症状。

3 给宝宝穿较柔软及透气的衣物。

4 感染水痘宝宝的衣物、被褥要单独清洗。

5 水痘病患在出疹的5天内必须采取绝对隔离的方法，当皮疹出现后至少应休假5天，或是直到水痘变干为止；避免患者与易被感染者接触。

6 水痘传染力相当高，家中若有患水痘的宝宝一定要进行隔离至结痂为止。

3 饮食调护

已感染水痘的小宝宝，其实在口腔中、肠道中也可能有水痘的发生，可能因口腔痛及肠胃道不适而影响食欲。基本上应该有下列几点原则：

1 适当且充足地补充水分，多休息，并避免到公共场所。

2 蛋白质的摄取应该足够，以提高免疫力。

3 饮食也需以清淡及流质食物为主，避免油炸及辛辣的食物。

4 油脂类食物、发酵类面包亦应尽量避免。

4 注意事项

孕期长水痘，当心胎儿受感染

孕妇如于孕期感染水痘，有可能发生“先天性水痘症候群”，若于怀孕20周以前感染水痘的母亲所生下的婴儿，则需注意可能出现先天畸形，但此症并不常见，发生率一般在5%以下。另一种状况是妈妈怀孕期间曾感染水痘，胎儿也可能发生婴幼儿期带状疱疹，此症除了分布在神经皮节的带状疱疹外，身体其他部位也会出现水痘样的皮疹。若妈妈在产前21天内出现水痘皮疹，则被认定为“新生儿水痘”，此时从医师的角度会建议不要太早生下宝宝，等到妈妈本身产生抗体后对宝宝会具有保护作用，此时再生宝宝会比较安全。

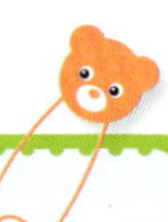

小提示

待水痘伤口完全结痂脱落后，还要再带宝宝回儿科医师处复诊，让有经验的医师检查有无其他后遗症存在。

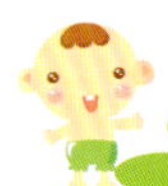

麻疹的治疗与护理原则

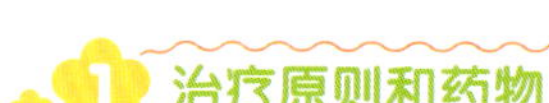

1 治疗原则和药物

高烧时可用温水擦澡，注意保暖，预防高烧惊厥，避免体温骤降而致皮疹隐退出现险症。患麻疹时儿童对维生素A的需求量大，维生素A缺乏的患儿应补充维生素A。

2 辅助治疗

中医认为，麻疹是由麻疹病毒时邪感染，邪毒从口鼻而入，侵犯肺脾两脏而发病。因其疹子隆起，状如麻粒，故中医亦称为麻疹。治疗以凉心透表、清热解毒、滋阴清热为主。

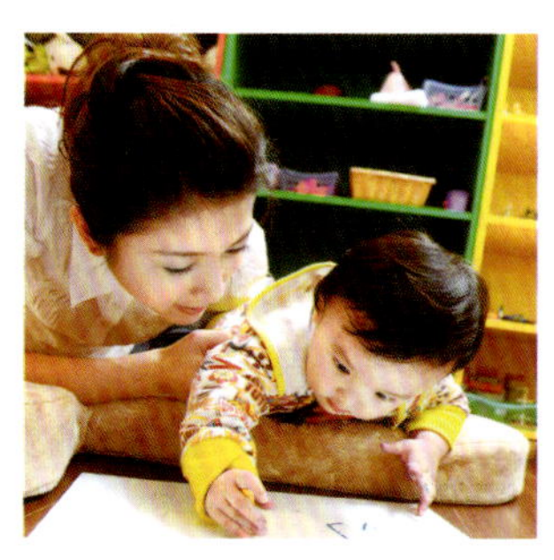

3 护理原则

1 卧床休息，保持室内空气流通、新鲜，维持适当的温度及湿度，阳光不能直接照射患儿。

2 给予流质饮食或清淡、易消化的食物，补充足量水分和含丰富维生素A及维生素C的饮食。

3 擦洗皮肤，清洁口鼻，用生理盐水洗眼等。

4 注意事项

约一成患者会重复感染

皮疹在3～4天的时间内会覆盖全身，并持续4～7天；病人出疹时病情最严重，且发烧至最高温，之后热度与皮疹即开始消退，皮疹退了之后，会出现鳞屑性脱皮及留下褐色沉着。5%～10%的患者因细菌或病毒重复感染，而产生并发症（如：中耳炎、肺炎、脑炎等）。

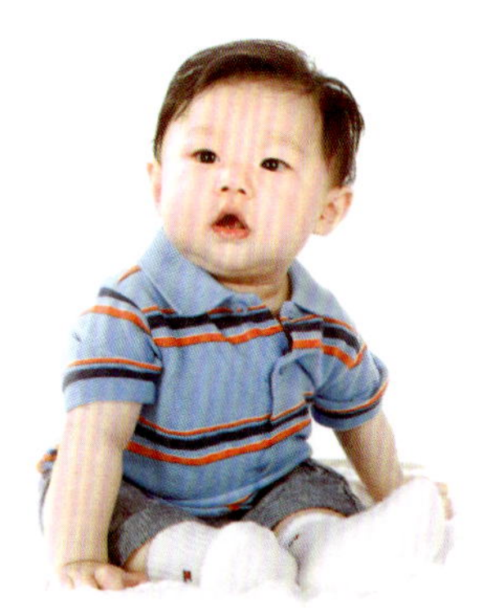

小叮咛

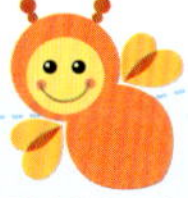

麻疹发烧的宝宝要多喝水，不宜采用冷敷和酒精擦浴来降温，以免刺激皮肤，影响皮疹透发出来。

使用药物降温应使体温维持在38℃左右，不要急于让宝宝的体温降至过低。

此外，宝宝麻疹发烧时，爸爸妈妈要注意做好宝宝的皮肤护理：宝宝出汗要及时擦干，衣被不要过厚、过暖。

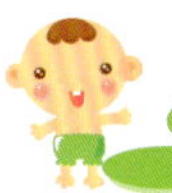

细菌性痢疾的治疗与护理原则

细菌性痢疾是痢疾杆菌引起的急性肠道传染病。虽然多发于夏季，但因为冬季有寒假，又逢元旦、春节等节日，不少宝宝往往因为乱吃东西，不注意饮食卫生而发生细菌性痢疾。

1 发烧特点

发烧同时伴有腹痛、宝宝排便后仍有便意及脓血便等。其发烧特点可分为轻、重、中毒三种类型。

轻型发烧：以婴幼儿多见，全身中毒症状较轻，发烧不明显或仅有低烧。

重型发烧：病儿多突然发烧达39℃以上，腹泻、腹痛、排便后仍有便意及脓血便明显，大便每日多至30次以上。

中毒型发烧：多见于2～7岁的宝宝，且往往好发于体格健壮者。起病急剧伴高烧，体温可达40℃以上，且有中毒症状、惊厥或休克等症候。

2 治疗原则和药物

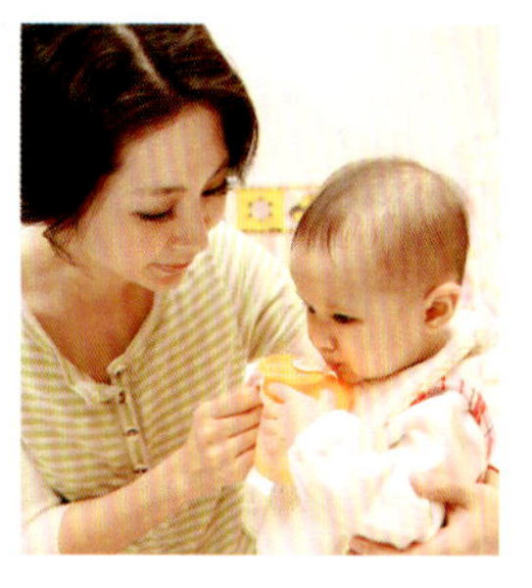

尽快将患儿送医院隔离治疗，以免传染给其他人。必须在医生的指导下采用物理方法或化学药物进行降温，以免出现高烧惊厥。

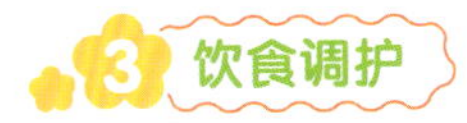

3 饮食调护

宝宝的饮食要注意“清淡稀食”，如浓米汤、藕粉、豆浆、淡果汁等较合适。宝宝大便次数多时，可多喝些淡盐开水；大便次数减少后，可吃无渣少油的烂面片、稀饭、烂挂面、蛋花汤、菜水、西红柿汤等；腹泻停止后，则可吃些鱼片、碎嫩瘦肉、菜泥等。

小提示

细菌性痢疾只要注意饮食卫生，饭前便后认真洗手，就可以避免。特别是在节假日期间，爸爸妈妈一定要管好宝宝的嘴。

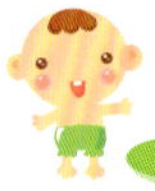

小儿被蚊虫咬后发烧要小心

蚊虫叮咬后瘙痒难忍，宝宝忍不住抓挠，儿科专家指出，抓挠后容易导致局部感染，抵抗力稍弱的幼童可因为小小脓包引起发烧，感染的程度不同，治疗对策也不同。

1 局部脓肿还发烧

童童妈妈给孩子擦止痒膏时，发现前两天小腿部被蚊子咬的地方变得又红又硬，她没有在意，认为过几天自然会好。第二天中午，童童和妈妈午睡时一起睡在凉席上吹空调，到下午，童童发烧了。小腿上又红又硬的地方出现了一个白色的脓点，童童妈妈以为是午睡着凉而引起发烧。

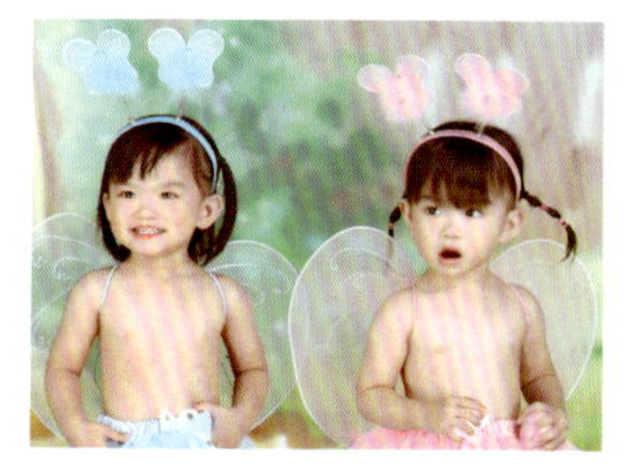

带着孩子到儿科就诊，医生检查发现，童童除了发烧外，没有流鼻涕、咳嗽等其他症状，再检查，发现了童童腿上的脓点。儿科医生说，童童发烧不是呼吸道感染引起的，应该是小腿上的皮肤破损化脓感染引起的。

2 皮肤抓破后易致感染

婴幼儿皮肤比较柔嫩，被蚊虫咬后由于瘙痒难受，很容易被抓破而引起感染，有些患儿抵抗力弱，则可能出现发烧等全身反应。曾有患儿因为蚊虫叮咬后没有注意，抓破之后引起发烧，甚至导致急性肾炎和脓毒症等。

夏季因为蚊虫叮咬后抓破皮肤引起局部化脓感染的患儿不少，他们往往是因为皮肤破溃后感染了表皮葡萄球菌等。

3 脓肿未成熟别硬挤

皮肤抓破之后有轻度感染，但没有发烧的患儿，多表现为局部组织又红又硬，这时可使用百多邦、金霉素眼膏或浓度为1%～2%的龙胆紫等药物涂抹，预防严重感染。

局部又红又硬一般表示感染后的脓肿还没有成熟，这时千万不要用手挤压，挤压容易让细菌进入血液，可引起败血症。可以等到局部脓肿成熟之后再进行处理，成熟之后的脓肿一般软软的，表面可出现白色脓点。这时，如果脓肿范围不大，可以等它自己破溃吸收，如果脓肿范围大，则需要找医生穿刺引流处理。

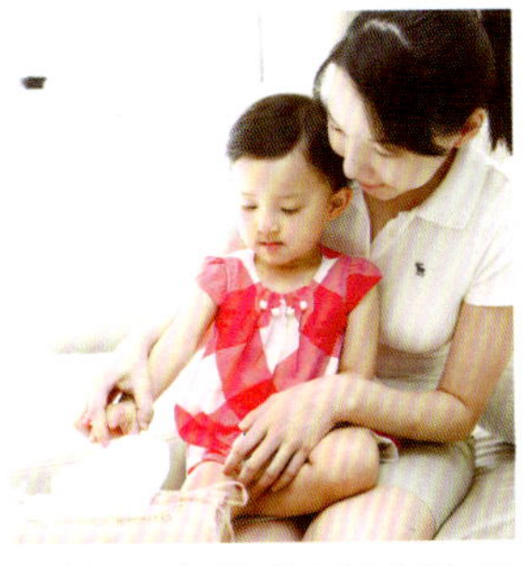

蚊虫叮咬后，一些过敏体质的孩子，除了局部出现红肿，还可能在蚊虫没有咬到的地方出现红肿的包块，这往往是过敏反应，由于痒感明显，孩子可能会不自主地抓挠。必要时可口服开瑞坦糖浆等抗过敏制剂减轻不适。

4 感染后发烧要服药

感染较重的患儿，常会出现发烧等全身症状。这时，除了处理局部脓肿，可以口服或者静脉用头孢一代或二代的抗菌素。不建议这些患儿使用更高级的抗菌素，因为局部破损引起的感染菌一般是革兰氏阳性菌，如表皮葡萄球菌等，而头孢三代抗菌素对革兰氏阴性菌更为有效，对阳性菌的效果则不如头孢一代、二代。

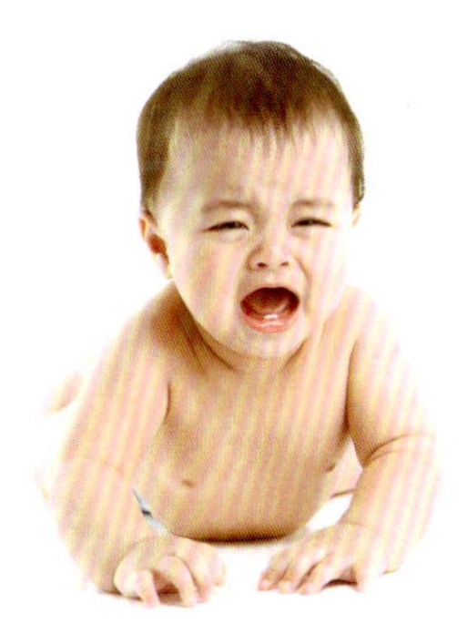

个别化脓感染特别严重的，可能是金黄色葡萄球菌感染，往往会在短时间内肿得很大，伴有发烧、寒战。因此，如果脓肿大、伴有发烧、寒战等症状要及时就诊。

小叮咛

要防蚊虫叮咬，尽量避免到蚊虫多的地方玩耍；注意家中清洁卫生，不要有积水，减少蚊虫；同时户外活动时适当使用一些驱蚊水。其次是在孩子被蚊虫叮咬后，如瘙痒明显，要及时帮助宝宝止痒，制止宝宝抓挠。因为感染都是在皮肤抓破后才出现的。局部瘙痒但没有抓破时可用风油精、清凉油、炉甘石洗剂等外搽止痒，如果瘙痒特别严重，可以局部用激素软膏。

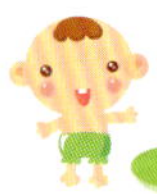

药物过敏会发烧吗？

药物过敏属于免疫反应，主要发生于特异性体质的患儿。容易引发过敏反应的药物主要有磺胺类、青霉素类、汞利尿剂、血清制剂等。药物过敏的发生与患儿的体质因素、药物的化学性质和用药的方法等因素有关。

1 发烧特点

药物所引起的过敏反应大多数会出现发烧症状。药物过敏所致发烧的特点是突然发烧，没有其他明显症状，停用致敏药物后体温往往会很快下

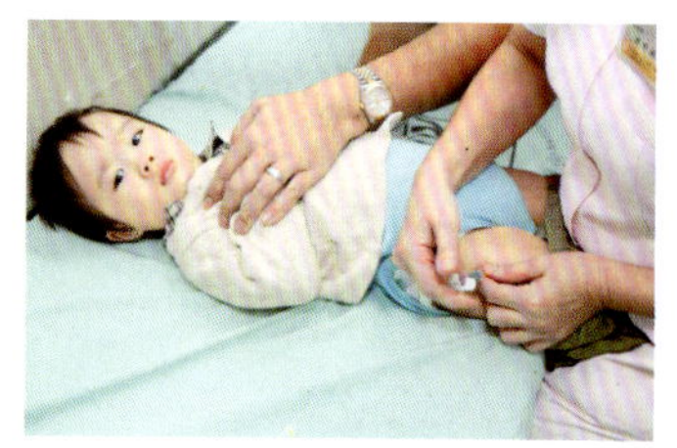

降。同时，药物过敏还常伴有皮疹，皮疹一般多在发烧后出现。

2 治疗原则和药物

对药物过敏所致的发烧必须及时进行处理。首先立即停用致敏药物，给予抗组织胺药物，如苯海拉明、扑尔敏、非那根等。发烧反应较重者给予肾上腺皮质激素治疗。经抗过敏治疗体温仍不下降者可给予退热剂，如百服宁、泰诺等，经以上药物治疗，多数患儿体温会很快降至正常，其他过敏表现亦会随之消失。

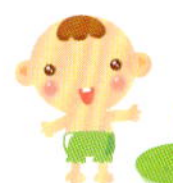

妈妈常见问题答疑

1 去年打的疫苗，今年还有效吗？

建议每年都接种一次。流感疫苗的成分抽取自流感病毒部分结构，医师提示，制作疫苗所选取的病毒，是根据全世界各地流感监测站，对下年度可能造成流行的病毒所做的预测与推估，但由于病毒会变种，且每年造成流行的病毒也不一定相同，因此建议每年均接种一次。一般来说，疫苗的有效期大约1年，其保护力因随接种对象的年龄与身体状况不同而有所差异，保护力大约为70%。

2 打了疫苗之后，为什么还感冒？

有些人才刚注射流感疫苗，没过多久就感冒，是疫苗无效吗？流感疫苗能预防流感病毒，但无法预防引起一般感冒的病毒，又因为人体在接种疫苗后约两周时间会对疫苗产生抗体，此时免疫力会降低，若当时正处于感冒高峰期，就可能遭感冒病毒侵袭。因此，打了疫苗却感冒，并非代表疫苗无效。

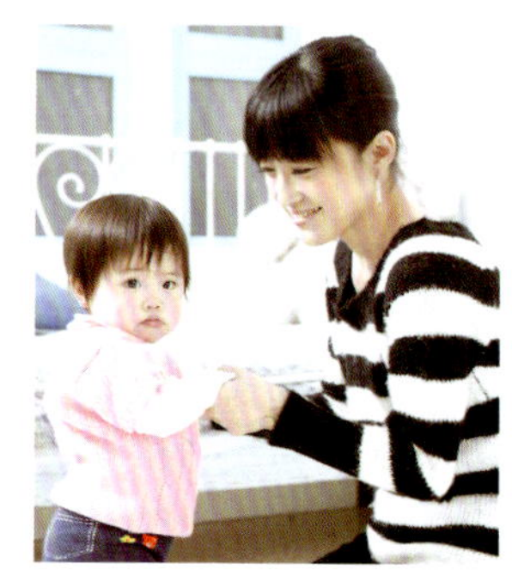

3 扁桃腺发炎，用盐水漱口有用吗？

盐水具有消炎的效果，所以针对喉咙痛或扁桃腺发炎的情况是有用的，建议用2克盐加上600毫升的温开水，每天可漱口3~5次。

4 扁桃腺发炎的宝宝能吃蜂胶吗？

蜂胶具有修复黏膜的效果，但宝宝必须1岁以上才可以食用，而且建议少量服用。

5 咽喉喷剂的治疗效果是什么？

中药配方的喉咙喷剂，通常适合病毒感染的急性期使用，功效多为消炎解毒；西药制成的咽喉喷剂通常用在细菌感染的咽喉疾病上。所以应分辨清楚宝宝的染病原因，不要随便使用。

6 枇杷膏什么时候喝？

枇杷膏适合在喉咙过度使用，咽喉干痒、疼痛、声音沙哑时饮用。感冒后期需要修复时可饮用，前期则要避免。胃寒、虚寒咳嗽时不宜用。

7 宝宝有中耳积水状况，怎么办？

许多妈咪带宝宝复诊时，会告知宝宝的耳朵有出现积水的状况，这是相当常见的。约有80%的宝宝，在患急性中耳炎的1～2个月以内，中耳积液会经自体吸收而好转，妈咪无须特别担心。部分宝宝患中耳炎时，会产生中耳积液的状况，这是因为宝宝本身的鼻咽腔感染尚未痊愈而造成的，而不是因为洗澡耳朵进水造成的，家长无须担心。

假使妈咪发现宝宝的外耳壳有液体渗出，可以用细轴棉花棒轻轻擦拭，但是不建议将棉花棒深入宝宝的耳朵里面清理耳垢或积液，因为宝宝的耳道相当脆弱，假使大人施力不慎，反而容易造成宝宝的耳道受伤。

8 鼻炎跟中耳炎的关系是什么？

只要是鼻部发炎，里头存有细菌、病毒，皆有可能从鼻咽部通过耳咽管，进到中耳腔里去，容易造成中耳发炎的现象，因此患有鼻炎的小朋友，特别容易发生中耳炎。

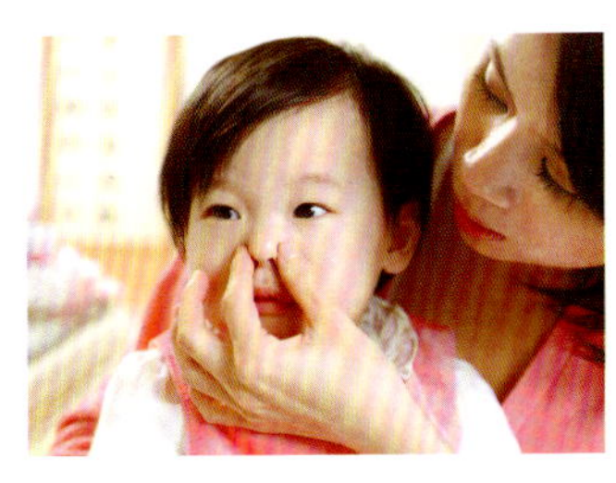

9 吸二手烟为什么容易导致中耳炎?

人的鼻咽和耳咽管皆有细小的纤毛，纤毛有助于将不洁的分泌物排出，然而当宝宝吸到二手烟会让耳咽管内的纤毛运动变慢，导致分泌物不容易排出，可能使小朋友发生中耳炎的机会提高，但是成人不会因而就患中耳炎，因为成人的耳咽管较长较直，幼儿则是短而平。

10 吸奶嘴也会产生中耳炎?

吸奶嘴会在口腔、耳腔形成吸力，如果吸奶嘴的方式不正确，或是吸得过久，就会造成负压，因此长时间吸奶嘴是会有一定的影响，然而到底吸多久才适宜，并没有一个确切的数据。但根据流行病学调查发现：越晚戒奶嘴，越容易患中耳炎。

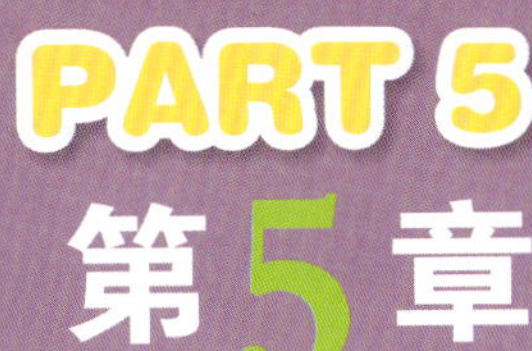

宝宝发烧居家护理

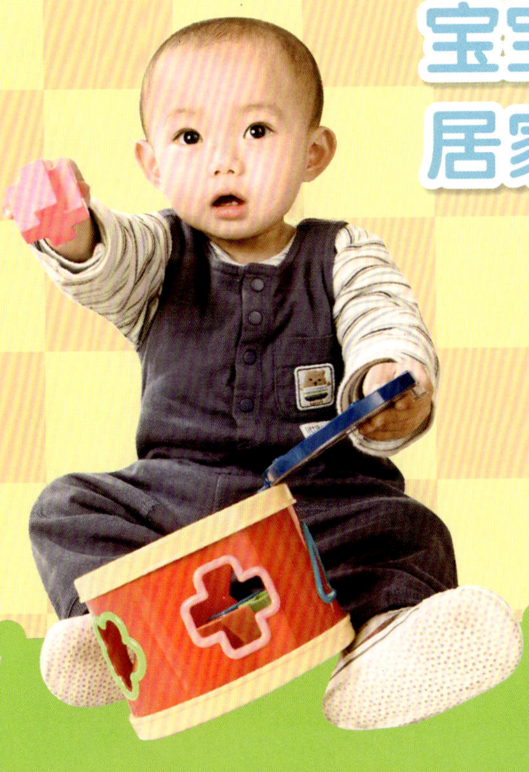

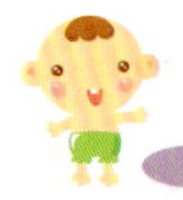

宝宝发烧初期应急处理

宝宝半夜突然发高烧，常让父母焦急万分、手足无措，不知该如何是好。爸爸妈妈可以先为家中小宝贝进行一些简易的居家护理，同时观察、评估宝宝的精神状况，等天亮后再送往医院诊治。但若宝宝的精神活力差，或是爸爸妈妈不放心，在做完初步处理后，还是建议带至医院，请医师评估宝宝状况。

而退烧的简易处理方式，可分为药物及非药物等两方面。

1 非药物处理

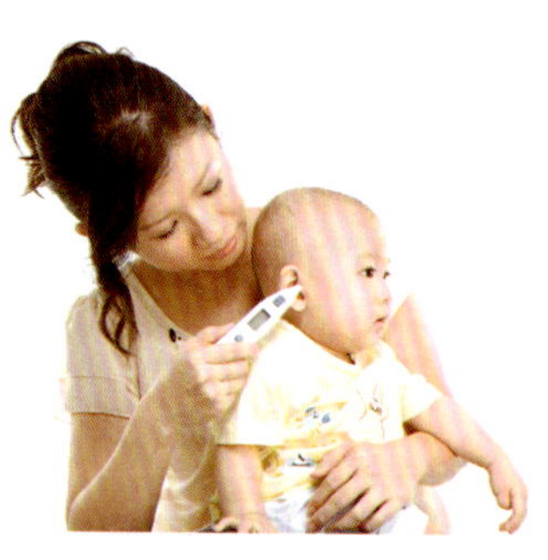

1 将室温保持在24～26℃之间，并确保室内空气流通。

2 减少宝宝不必要的衣服穿着，避免覆盖过厚的棉被。

3 量完体温1个小时后，仔细观察宝宝活动力变化，并留意是否有高烧以外的其他病征出现。

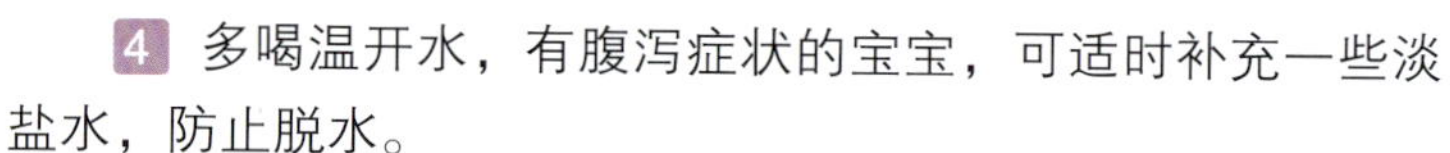

4 多喝温开水，有腹泻症状的宝宝，可适时补充一些淡盐水，防止脱水。

5 好好休息，避免过度活动。

6 以温水擦拭宝宝脖子、腋下、腹股沟、膝窝等处，促进体表散热。

2 药物处理

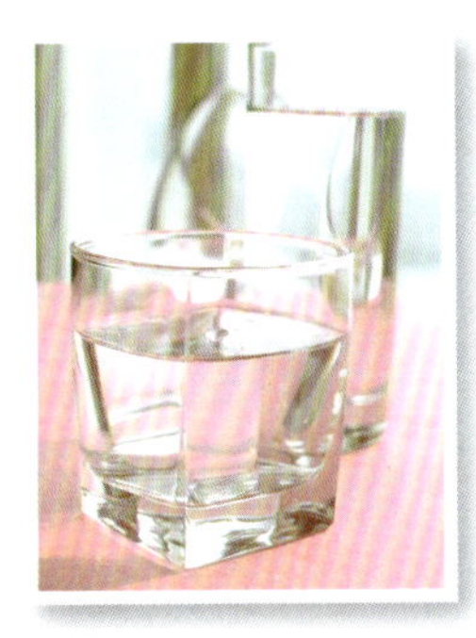

1 当耳（肛）温超过38.5℃，或腋温超过37.5℃，父母可先使用口服退烧药帮宝宝退烧，每次服药需间隔4~6小时。

2 若高烧时的耳（肛）温超过39℃，可使用退烧塞剂，塞剂使用需间隔6~8小时。

3 六个月以下的婴儿使用退烧药物，需要医生详细计算药物使用剂量。

4 有严重腹泻的宝宝，避免使用塞剂退烧。

小疑问

可以把药放进牛奶喂食吗?

医师回答：一般不建议将药物放入牛奶中一起服用。因牛奶会减低某些药物的治疗效果，而且生病中的宝宝食欲不佳，万一牛奶没有喝完，爸爸妈妈无法确定宝宝喝下的药物剂量是否足够。因此，以白开水配服药品是最好、最安全的选择。另外，咖啡、茶叶、可乐也都要避免。

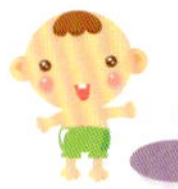

居家退烧护理对与错

1 正确护理

情况1 发烧且四肢冰冷、寒战

处置办法：此时应采取保暖措施以帮助身体产热，包括增加衣服或被子、多休息，并摄取足够的温开水。

情况2 脱离寒战期时

处置办法：当四肢变得温暖且开始流汗时代表脱离寒战期，此时可减少被子且保持室内空气流通，室温宜保持在24～26℃间，同时可用36～37℃的温水来擦澡或洗澡，以达到皮肤微血管扩张及由水蒸气散热的目的，并补充足够的开水或运动饮料，以避免脱水情形发生。

2 错误护理

冰枕不建议用于小于4个月的婴儿或寒战期，而冷水拭浴更是严禁采取的退烧方式。

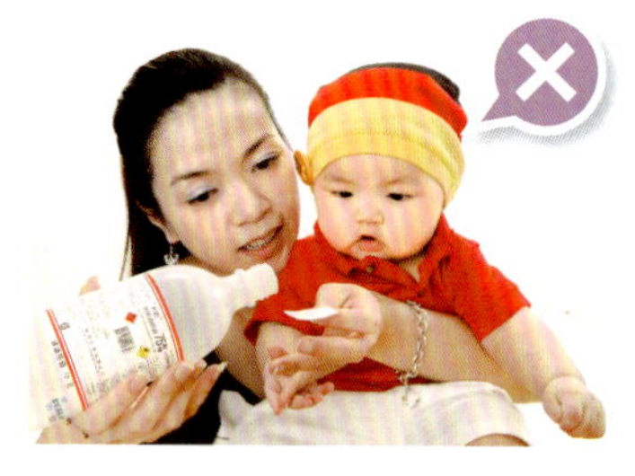

利用酒精擦拭帮助体表退烧，不适用于1岁以内的宝宝。皮肤在接触酒精时，虽有立即有冰凉感，看似有降温的效果，但短时间内体表急速降温，反而会带来更剧烈的血

管收缩，影响散热。

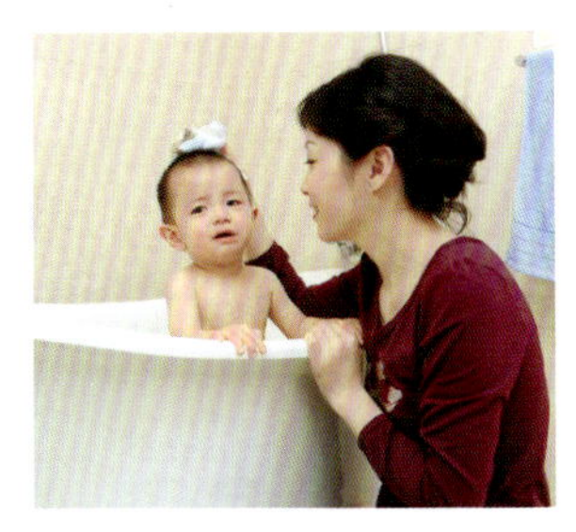

利用酒精退烧，就像热烫的皮肤突然碰到冷水，容易造成宝宝抽搐，而且酒精气味呛鼻，长时间吸入会让宝宝如同喝醉般陷入昏睡，因此酒精擦拭不适用于1岁以内的婴幼儿。

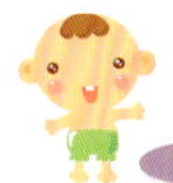

宝宝发烧了，要多洗温水澡

宝宝发烧后，父母因为怕宝宝再着凉，导致病上加病，一般都不敢给宝宝洗澡，专家表示，这是一个普遍的误区。

专家解释说，给发烧的宝宝洗温水澡，实际是种降温措施。因为洗澡可以清洁皮肤，避免汗腺阻塞，有利于人体散热。只要方法得当，不仅能使体温降低0.5～1℃，还会使因为发烧而显得烦躁的宝宝安静下来，安稳入睡。

不过，在给宝宝洗澡时，也要注意一些问题。首先，要关好门窗，并且调整室内温度到25℃左右；洗澡的水温一般要比体温低2～3℃；洗澡的时间不宜太长，一般5～10分钟，一天中可以多洗几次；洗完后要及时把身上的水擦干，用毛巾包好，穿好衣服，避免着凉。另外，在洗澡的过程中，父母要密切观察宝宝的面色、呼吸、精神，如果出现什么问题，应该马上停下来。

专家还特别指出，如果宝宝高烧在38.5℃以上，并且出现寒战和肢体发凉、眼发花的状况，就不宜洗澡了。因为这时的宝宝对冷热刺激都比较敏感，血管和肌肉都处于收缩状态，如果给他洗澡，全身毛细血管就会扩张，脑部供血可能受到影响，很容易出现急性脑缺血、缺氧而导致虚脱，甚至休克。

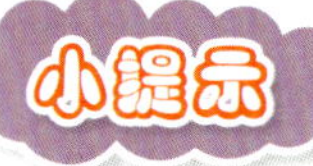

除了洗澡，还可以采用温水拭浴的方法，这也有利于将体内热量散出，且水汽由体表蒸发时，会吸收身体的热量，帮助宝宝降温。

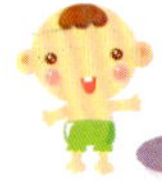

小宝宝发烧要牢记3招

1 少穿衣服，给宝宝散热

传统的观念就是宝宝一发烧，就要用衣服和被子把宝宝裹得严严实实的，把汗逼出来，其实这是不对的。宝宝在发烧时，会出现发抖的症状，父母会以为宝宝发冷，其实这是因为他们体温上升导致的痉挛。

2 帮宝宝物理降温

常用方法如下：

1.头部冷湿敷：用20～30℃的冷水浸湿软毛巾后稍挤压

使之不滴水，折好置于前额，每3～5分钟更换一次。

2.头部冰枕：将小冰块及少量水装入冰袋至半满，压挤冰袋排出袋内空气，压紧袋口，无漏水后放置于枕部。

3.温水擦拭或温水浴：用温湿毛巾擦拭宝宝的头、腋下、四肢或洗个温水澡，多擦洗皮肤，促进散热。

4.其他：现在还有一种物理降温的药物贴剂，可以有效地缓解宝宝发烧。

3 补充充足的水分，不要随便吃药

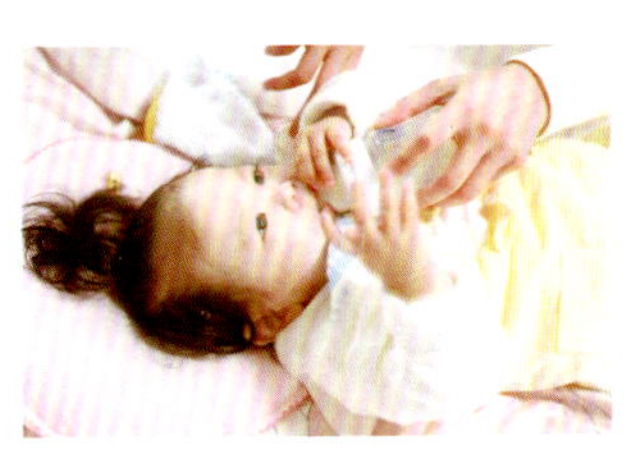

高烧时呼吸增快，出汗使机体丧失大量水分，所以父母在宝宝发烧时应给他充足的水分，增加尿量，可促进体内毒素排出。宝宝发烧最好不要随便吃药，因为宝宝的发烧原因不明，随便用药可能会影响医生诊断。

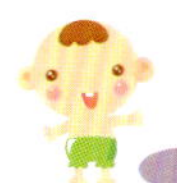

宝宝低烧中医调理

建议家长在带患儿就诊前应详细记录小儿的体温，一般每4～6小时记录一次体温，最好在早晨、中午起床前及晚上睡觉时各测一次，并持续记录1周以上。

以下是不同低烧类型的调理方案，供家长参考。

1 伤食低烧

可用调理脾胃、消积除滞法。常用中药有胡黄连、山楂、槟榔、陈皮、茯苓、连翘、莱菔子、白术、山药等。

2 暑热症

可用清热养阴消暑法，常用中药有水牛角、芦根、藿香、玄参、地骨皮等。

3 病后低烧

可用调气补虚、养阴退热法，常用中药有太子参、白术、黄芪、葛根、黄芩、知母等。

小提示

家长还应观察小儿低烧伴随的其他症状，如食欲改变、有无乏力等。要督促低烧患儿多注意休息，为其营造安静的环境，保持空气流通。

宝宝退烧物理方法

宝宝发高烧，的确会让父母感到心慌，擦酒精、睡冰枕、泡温水澡等，多是老一辈的人教导的退烧小秘方。但是，这些方法真的可行吗？怎么做才正确呢？以下为您进行整理：

1 温水泡澡

原理：帮助下视丘调热中枢使体温下降与散热。

步骤与方法：

1 水温设定在接近人体体温的36～38℃。

2 一次泡澡时间10～15分钟。

2 温水擦拭

原理：藉有水汽蒸发，使微血管扩张，达到散热目的，与温水泡澡的原理基本相同。

步骤与方法：

1 将宝宝上身衣物解开。

2 用沾过温水（约37℃）的湿毛巾轻轻擦拭宝宝全身。

3 可在宝宝的额头、后头部、腋下大腿内侧、腋窝等动脉跳动较明显的部位加强擦拭。

3 冰枕降温

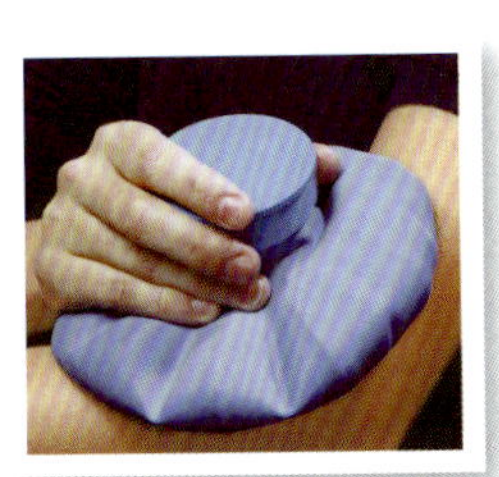

原理：协助体表散热。

步骤与方法：

1 将冰枕或水枕以厚毛巾包裹，让宝宝头部平躺于上方；或置于腋下

或腹股沟等大动脉经过处，协助降低体温。

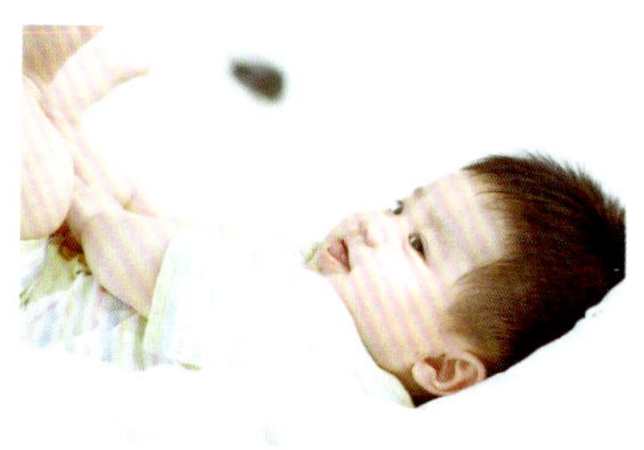

2 使用冰枕5分钟后，需注意宝宝四肢是否温热，若出现冰冷现象，则要暂停使用冰枕。

3 小于4个月的婴儿，因不会转动身体而易出现局部体表过冷现象，不建议使用。

4 使用冰枕降温，会使原先处在高温状态的大脑下视丘快速降温，易造成宝宝体温调节中枢陷入失衡，小儿科医师一般不建议使用。因此，年轻的爸爸妈妈要慎重。

4 退热贴

原理：协助体表散热。

步骤与方法：

1 退烧原理与冰枕、冰敷一样，同是利用物理降温效果，使局部体表温度降低。

2 其内容物为富含水凝胶的清凉剂，贴于额部能吸收热量，帮助散热。

3 退热贴里头不含任何医药成分，仅能协助体表降温，不具有任何治疗效果。

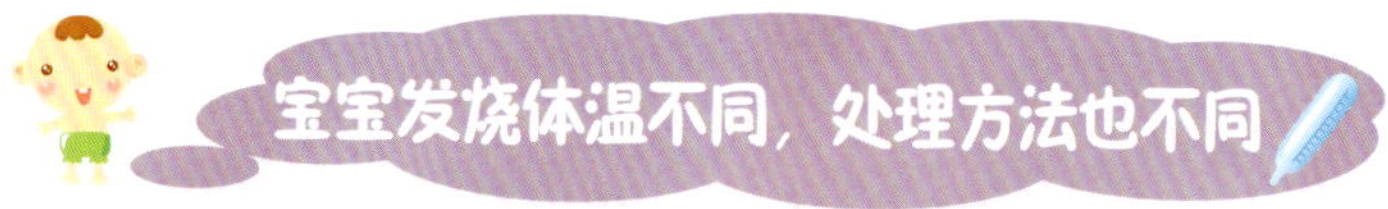

宝宝发烧体温不同，处理方法也不同

宝宝发烧的温度不同，其处理的方法也很不相同。如果宝宝发烧，应该如何给与宝宝最舒适的护理呢?

1 体温37～38℃时：不必着急退烧

发烧本身有帮助机体杀菌及提升抵抗力的作用，所以体温不太高时不必急着退烧。盲目退烧往往引发很多不良反应，由于退热快、出汗多，易导致虚脱及循环系统的问题。

2 体温38～38.5℃时：全身温水拭浴或泡澡、多喝水

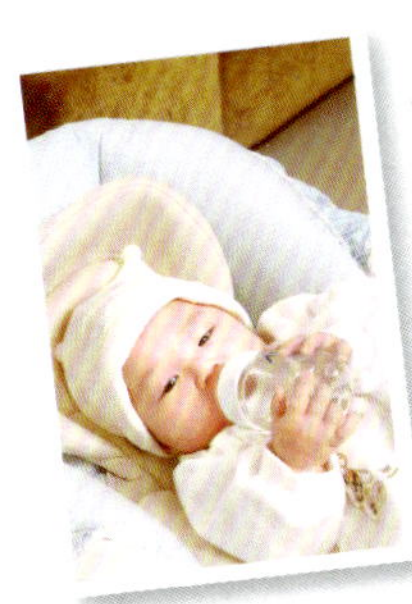

将宝宝衣服解开，用温水（37℃左右）毛巾搓揉全身或洗澡，如此可使宝宝皮肤的血管扩张，将体热散出；另外水汽由体表蒸发时，也会吸收体热。每次泡澡10～15分钟，4～6小时一次。多给宝宝喝水，有助发汗，此外水有调节温度的功能，可使体温下降及补充体内流失的水分。

3 体温38.5℃以上时：考虑使用退烧药

一般当宝宝体温在38.5℃以上时才开始考虑使用退烧药，而且每次服药中间一定要间隔4～6小时。常用退烧药包含水剂、锭剂、栓剂和针剂。

水剂：较温和而安全，最普遍使用的是含对乙酰氨基酚的糖浆，如小儿美林糖浆、小儿百服宁滴剂等。

锭剂：由于给宝宝喂药比较困难，很少使用这类剂型的退热药，大部分已经被各种退热糖浆代替。

栓剂：用来塞肛门，由直肠吸收，效果快速。当小孩拒

绝吃药时可以使用栓剂，但使用次数受限，因密集使用易退烧过度，使体温降得太快，或是反复刺激肛门，造成腹泻等。

针剂：打退烧针是最不安全的，有的宝宝甚至会过敏休克。然而，目前并没有针对退烧针所做的过敏试验，因此除非无法使用口服退烧药（如严重呕吐或禁食中），且无法使用肛门塞剂（如严重腹泻），用尽各种方法仍无法退烧，最后再考虑打退烧针。

小提示

不同的退热药最好不要随意并用，因为剂量不好控制，还是单独使用比较安全。另外，退烧药也不可自行增加使用次数或将剂量增加。

4 体温39℃以上时：加用冷水枕

可在使用退烧药的基础上加用冷水枕，利用较低的温度做局部散热。现在市面上的软冷水枕甚为方便，温度也不会太低，较大幼儿及儿童可用。但不建议6个月以下的婴儿使用，因为婴儿不易转动身体，会造成局部过冷而冻伤或导致体温过低。

5 体温超过40℃时：温酒精拭浴

用温酒精擦浴可降低全身的温度，要注意一定要用“温水”加上70%的酒精，以1:1的比例稀释，稀释后的水温为

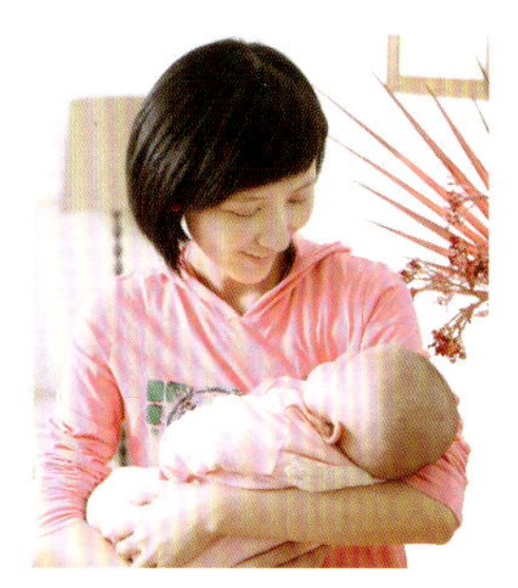

37～40℃，再擦拭四肢及背部；若直接用酒精擦拭，会让宝宝觉得很冷，很不舒服，甚至抽搐。

擦拭后可用浴巾盖一下身体，等5～10分钟，酒精蒸发得差不多的时候，体内的血液循环到身体表面，又使皮肤变热时，再重复第二次，如此可重复三次，体内外的温度可迅速下降。由于退烧速度较快，此方法适合1岁以上的宝宝，体温超过40℃以上不易退热时才可使用，且最好在医生指导下应用。

6 寒战时：适当增加衣服

如果宝宝四肢冰凉又猛打寒战（畏寒），则表示需要温热，所以要外加衣被覆盖。

7 出汗时：适当减少衣物

如果四肢及手脚温热且全身出汗，则表示需要散热，可以少穿点衣物。

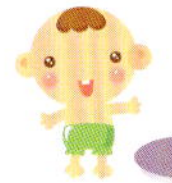

家庭应常备的小儿退烧药

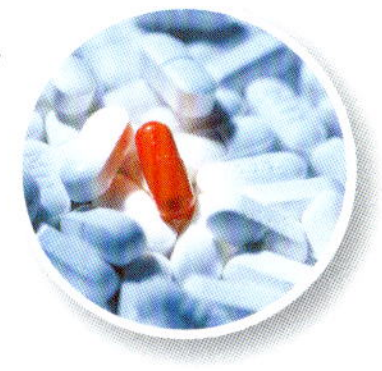

发烧为宝宝最常见的症状，应为其准备小儿用的对乙酰氨基酚、复方氨基比林、小儿退热栓等。由于此类药对胃肠道有刺激作用，因此最好饭后服用。服药后多饮水，出汗后换衣服。

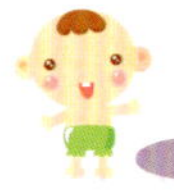

宝宝服用退烧药的注意事项

给宝宝服退烧药时需要注意以下事项：

1 要特别注意市售退烧药的成分，不建议使用含有阿司匹林成分的退烧药，而较常使用含对乙酰氨基酚成分的退烧药，使用时要依照宝宝的体重给予适当的量，因量太多可能会让肝脏受损。

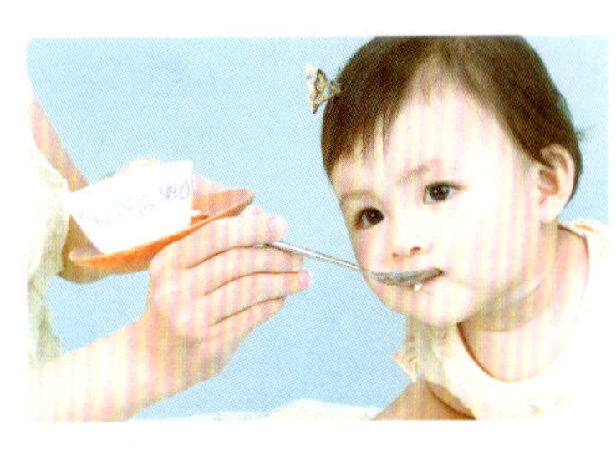

2 口服退烧药后要隔4～6小时才能再喂食，因为口服退烧药1～2小时才会退烧，一般疾病约3天内才会完全退烧，若到时仍没有退烧，就必须送医院治疗。至于塞剂的使用则需间隔6～8小时，而且不可以与口服退烧药合并使用。

小提示

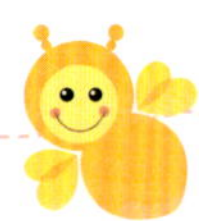

在宝宝使用退烧药以后，体温定位点恢复正常，需要以排汗来散发热量，此时，环境温度的降低有助于这种散热过程，像是洗温水浴或冰枕等物理退烧法。

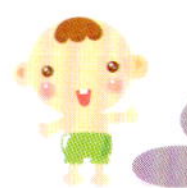

怎样避免宝宝吃错药？

1 看门诊

爸爸妈妈主动要求医生提供“儿童专用药物”。

2 取药

药袋上的姓名一定要跟宝宝符合。药袋内的药品名称与药袋上显示的药品名称、外观描述必须相符。

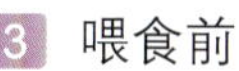

3 喂食前

详细阅读药袋上的药物使用说明。

4 吃药时

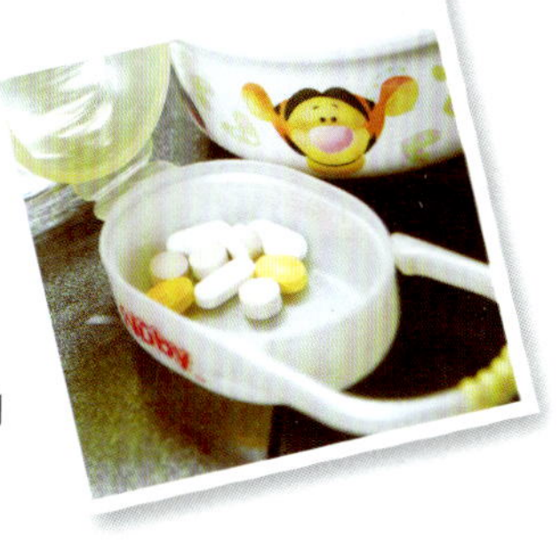

依照药品说明书或医生指示的用法和剂量服用。不可存有多一点量、多一点效果的错误观念；不要误导宝宝药品是糖果，以防宝宝好奇误食；药品要放在远离宝宝的地方。

5 康复后

家中的剩药依照有效日期，定期清理；可存留此前1～2次的药袋，以供查询备用。

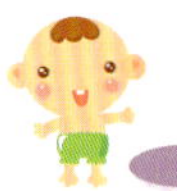

宝宝药品磨粉服用的缺点

1 不方便：磨粉后味道变苦、涩、辣，且口感差，宝宝接受度低，吃药还得捏着鼻子强灌。

2 不安全：磨粉器械可能残留前一位病人的药物，交叉污染的风险高。

3 不稳定：药品一经研磨分包后，容易吸湿受潮，使药品变质，不易保存。

4 不易辨识：多种药品磨粉后混合，无法由外观正确辨识药品；如果宝宝同时有流鼻水和拉肚子，当拉肚子症状改善后，就可以不需要再服用止泻药，但一经磨粉的药品无法正确辨识，必须强迫宝宝一起吃下，反而容易造成宝宝便秘。

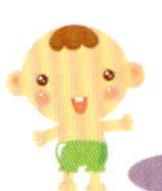

宝宝把药吐出来怎么办？

一般而言，宝宝将食物吐出来有以下两种情况：

1 对味道反感。通常发生于吃入食物后 1 分钟内，若服药后即吐出，此为宝宝对药物味道反感的行为反应。

2 反胃。若宝宝进食后达10分钟以上，代表食物已进入胃中，此时再将东西吐出来就有可能是肠胃适应不良的问题。

若宝宝在吃下药物后出现反胃现象，则妈妈们就要观察宝宝是否有哭闹或挣扎的情形，必要时需去医院请小儿科医生诊治，避免发生药物过敏或肠胃系统无法适应等问题。

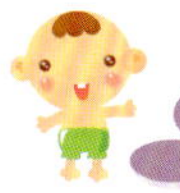

新生宝宝喂药方法

1 苦味药物可放少许糖，以减轻苦味，使宝宝不致拒食。

2 喂药前不要哺乳，以免宝宝拒食药 物，而且饱食后喂药会引起宝宝呕吐。

3 喂药时严禁捏宝宝鼻孔强行灌入，以免药物呛入气管而致窒息。

4 喂药的方法是用小匙盛药，顺着口腔的颊侧慢慢地放入宝宝嘴内，这样不易导致呛咳。

5 喂完药后可喂少量温开水，将口腔中的药物全部冲入胃内。

小疑问

宝宝服药有副作用时怎么办?

任何一种药物都有副作用，但因每个人对药物的耐受程度不同，副作用也不一定会发生。但是，如果宝宝吃药后出现任何异常的反应，请即刻咨询医师。一旦确定是该药物引起的副作用，爸爸妈妈必须记录以下讯息：药物名称、使用的剂量，及副作用产生的反应，并在每次就医时主动告诉医生，以免宝宝再次受到伤害。

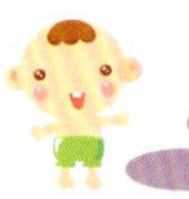

宝宝半夜突然发高烧怎么办？

宝宝半夜突然发高烧，常让父母焦急万分、手足无措，不知该如何是好。除了少数像脑膜炎等较为严重的疾病，必须立刻争取时间治疗外，多数如感冒、肠胃炎所引起的高烧现象，立即就医的急迫性不如前者高。爸爸妈妈可以先为家中小宝贝进行一些简易的居家护理，同时观察、评估宝宝的精神状况，等天亮后再送往医院诊治；但若宝宝的精神活力差，或是爸爸妈妈不放心，在做完初步处理后，还是建议带宝宝去医院，请医师评估宝宝的状况。

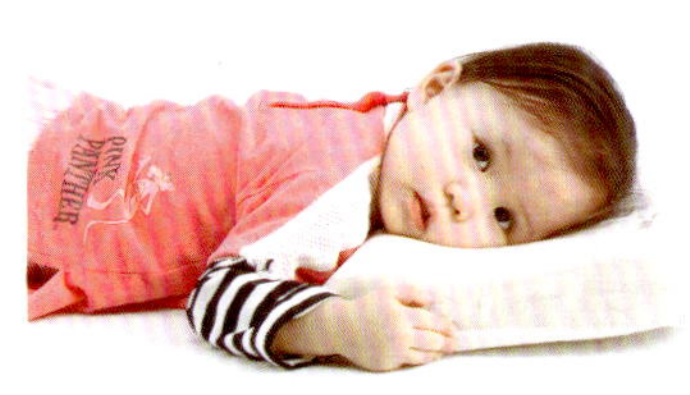

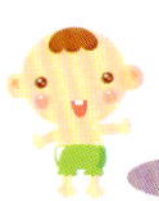

宝宝发烧时一定要保护眼睛

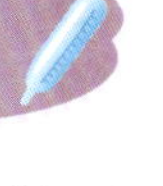

麻疹、肺炎、菌痢等很容易在春季感染小儿，引起小儿急性高烧。在小儿发高烧时，一般家长往往只会注意宝宝的高烧情况，而对宝宝的双眼紧闭、眼屎增多却不注意，认为这是宝宝发烧后的必然现象。可这种疏忽大意很可能带来不幸，因为有些宝宝高烧后，角膜软化而穿孔，会导致失明。

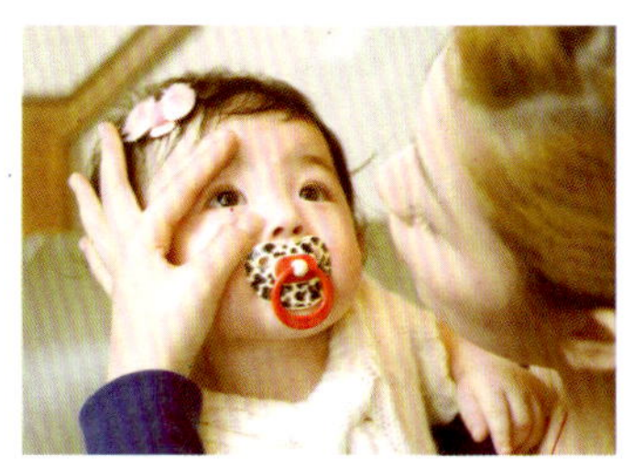

宝宝在高烧时，体内消耗很大，如维生素A供应不足，加上细菌感染，白眼球就会因营养障碍而发生干燥，继续发展，黑眼球就会变白而混浊，甚至软化穿孔导致失明。

所以，宝宝在发高烧时，家长要经常用干净毛巾擦眼屎，滴些眼药水，以免角膜引起感染。同时，给小孩多吃些富含维生素的食物来增加眼睛的营养，如鸡蛋、牛奶、猪肝、胡萝卜、鱼等。并随时注意孩子的眼睛，发现有不正常的变化，应尽快送医院诊治，千万不要耽误治疗时机，防止角膜软化穿孔而致失明的不良后果。

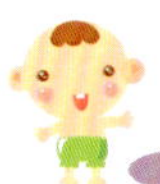

怎样处理发烧引起的痉挛、抽搐？

有的宝宝突然发高烧时，会出现高烧抽搐现象。身体变得僵硬，眼珠乱转，手臂、头颈抽动。这种症状常发生在发烧的头24小时，一般持续时间不超过4分钟，并通常出现在6个月到5岁的宝宝身上。

父母可以采取以下措施：

宝宝痉挛时，让他平躺在床上或是铺地毯的地板上，确保不会碰到任何尖锐、锋利或坚硬的物体。

让宝宝侧卧，使他能呼吸顺畅，并且防止唾液或呕吐物堵塞气管。

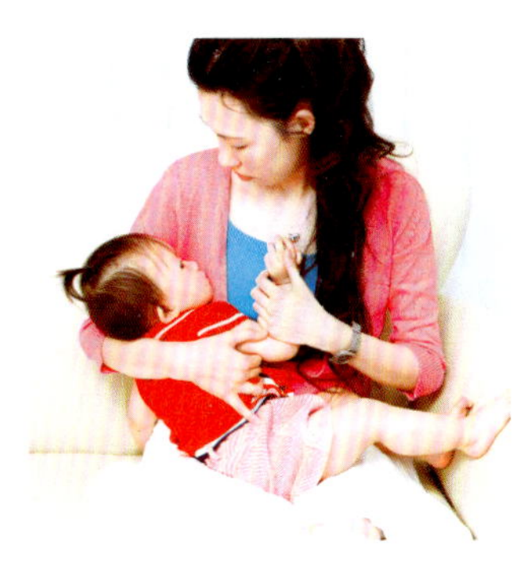

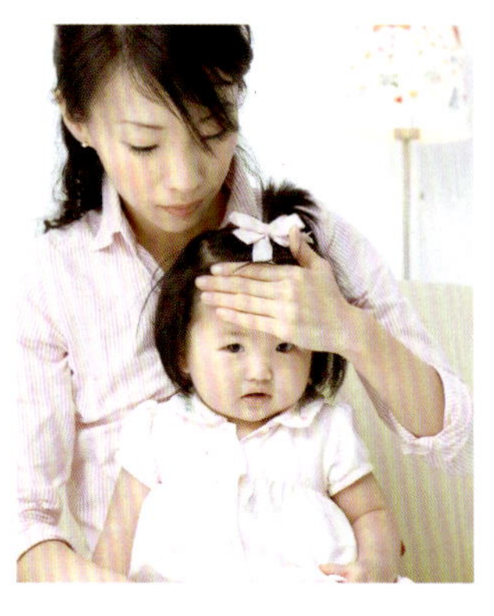

不要试图把宝宝的嘴掰开，因发烧或其他一些原因而出现痉挛的宝宝并没有咬破自己舌头的危险。

如果痉挛发作的时间超过4分钟，应立刻去医院就诊；如不到4分钟，则可以等宝宝感觉舒服些并稍稍休息后再上医院。

如果宝宝以前曾有过高热抽搐症状，那么很有可能会再次发作。当观察到宝宝再次出现发烧迹象时，应立刻果断地给他吃退烧药，并每隔4～6个小时继续喂药以防止高烧。不过，这种高热痉挛通常不会引起脑部损伤，也和癫痫病没有关联。

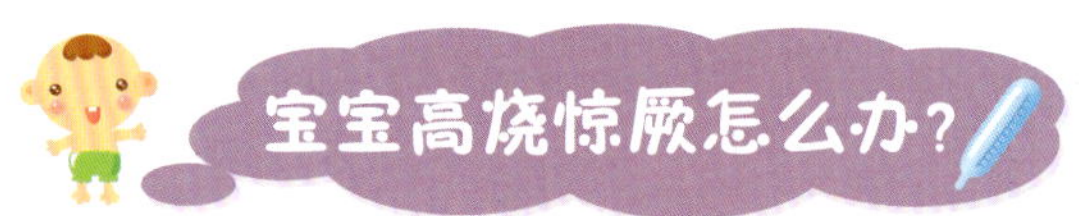

宝宝高烧惊厥怎么办？

1 症状

惊厥表现为意识丧失，全身对称性强直性阵发痉挛，双眼凝视，斜视或上翻，持续数秒钟或数分钟，一般不超过15分钟，发作后意识恢复快。体温恢复正常后两周，做脑电图检查正常。

2 治疗及护理

1 让患儿侧卧，防止呕吐物吸入。

2 解开衣领和腰带，用干净布包裹牙刷柄或筷子放在上下磨牙之间，防止舌头咬伤。

3 指压人中、合谷穴；咽部若有分泌物，应设法吸出。

4 如有条件可给患儿吸氧。

5 惊厥不缓解，应及时去医院急诊。

3 预防措施

1 平时多进行户外活动，注意气温变化，及时增减衣服，防止感冒。

2 有惊厥史的患儿一旦发烧，要尽快将体温控制在38℃以下。

3 解热药品种很多，可在医生指导下选用。目前已有将阿司匹林和苯巴比妥合在一起的药物，前者可解热，后者可镇静止痉。

4 服药同时应给予物理降温，经初步处理后再去医院。

5 有些复杂的高烧惊厥患儿，要遵照医嘱有规律地长期服药，一般应坚持3年，可避免转为癫痫。

小提示

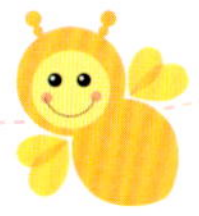

高热惊厥的好发年龄为6个月至5岁，以9~20个月为高峰，其发病率为2%~4%，男孩多于女孩，绝大多数高热惊厥的孩子5岁后不再发作。

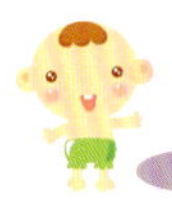

中医怎样治疗小儿高烧惊厥？

高烧惊厥属于中医的“急惊风”范畴。中医认为，小儿高烧惊厥的发生是由于感受外邪，入里化热，热极生风所致。中医治疗小儿高烧惊厥采用急则治标、缓则治本的原则。在惊厥发作之时，急予针刺人中、涌泉等穴位，以尽快控制抽搐，然后再行中药治疗。

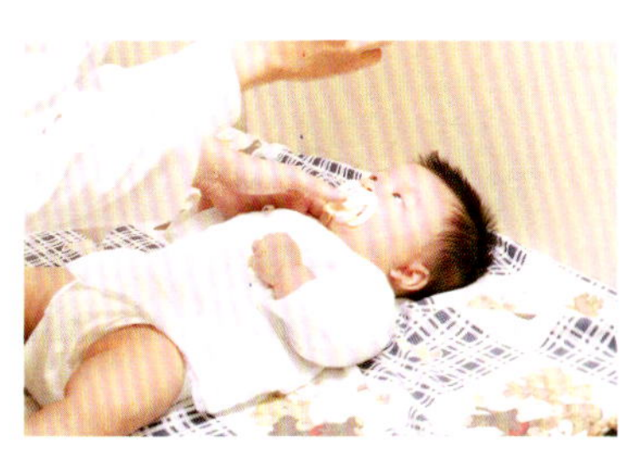

小儿高烧惊厥发作之时，热势较高，四肢抽搐，两目直视。一般持续3～5分钟后能够缓解。抽搐缓解后，患儿发烧仍很高，这时如不积极退热，可能还会再次发生惊厥。在这种情况下，中医治疗应采用清热解毒、平肝熄风的方法。中药可选用羚羊角、生石膏、钩藤、菊花、生地、桑叶、寒水石、黄芩、郁金等。也可以选用牛黄镇惊丸、救急散、小儿牛黄散等中成药。还可以用羚羊角粉冲服。

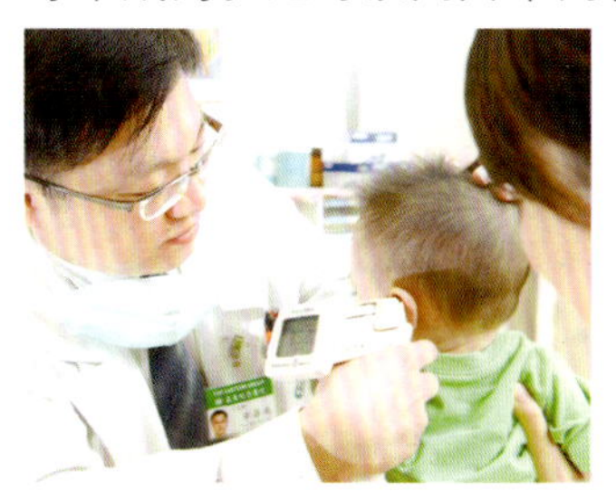

小儿高烧惊厥缓解后，发烧渐退，病情平稳之后，中医应根据患儿所患疾病的临床证候特点，进行辨证治疗。如果是因为一般感染性疾病导致的惊厥，中药治疗应侧重清热解

毒。如果是某种传染病导致的惊厥，应针对不同的传染病进行治疗。在治疗原发病的同时，中药应加用平肝熄风之品，如钩藤、生牡蛎、僵蚕、地龙、全蝎、蝉蜕等，这样可使肝风平熄、阴阳平衡，避免惊厥再度发作。

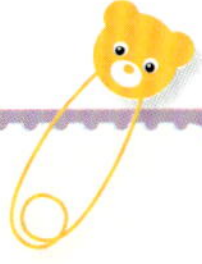

小提示

有的宝宝高烧惊厥反复发作，这是因为惊厥缓解后脏腑功能没有得到调理，或者余邪仍然存在。因此，提醒家长们注意，孩子高烧惊厥以后应该用中药进一步调理，以防惊厥反复发作。

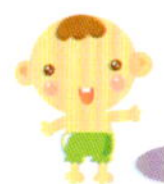

新生宝宝退烧要注意什么？

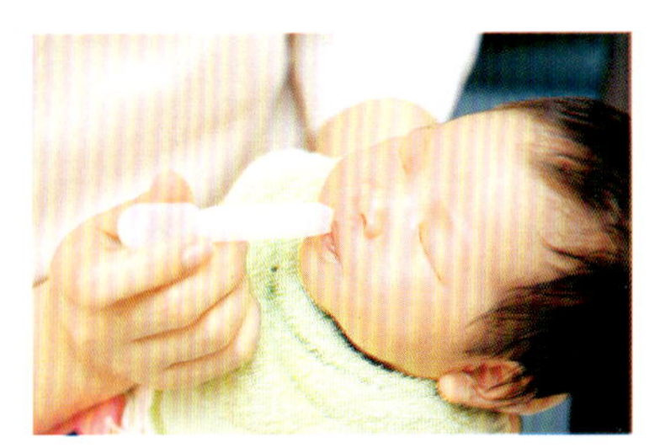

如果是感冒，没有胃口不佳的情况，症状轻微，发烧时可以用温水拭浴，藉由温水让体热散发。退烧药需要经过医师指导服用，千万不可自行让宝宝吃退烧药。家长常用的口服和塞剂等退烧药物并不适合给新生儿使用，除可能蒙蔽发烧警讯，有时甚至反而造成宝宝低体温。

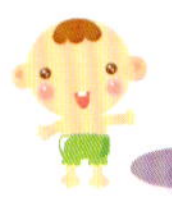

如何治疗发烧的新生宝宝？

如果确定新生宝宝发烧，医生通常会要求住院并替宝宝做一些基本的检查，包括血液检查（检验白细胞及其他炎症指标）、尿液检验、胸部X光拍片等。找到病因后对症下药，必要时给予抗生素治疗。另外，宝宝因为生病，胃口不好、呼吸窘迫等，易造成脱水、电解质失调。这个时候支持性的治疗就相当重要，如给予静脉输液，可避免脱水并补充电解质及糖分。

住院的时间视病情而定，如果是病毒性感染，不需要用抗生素，只要给予支持性的治疗，需2~3天，病情稳定即可出院。泌尿道感染的话，则必须住院治疗1周。至于败血症或脑膜炎，需要2~3周的治疗时间。

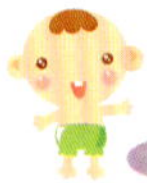

宝宝发烧的饮食护理

1 多给发烧的宝宝补充水分

宝宝发烧时，妈妈要多给宝宝补充水分，以防宝宝因发烧导致体内水分消耗过多而脱水。只要宝宝体内有了充足的水分，才能保证排汗和小便的畅通，有助于宝

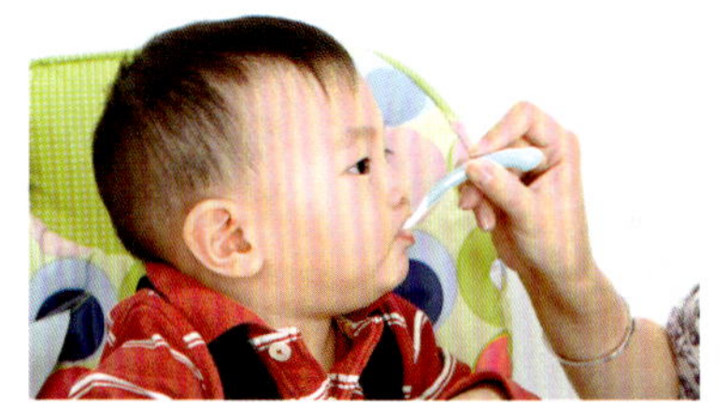

宝尽快退烧。

发烧会让宝宝胃口不佳，还会使消化功能减弱。在给发烧的宝宝制作辅食时，妈妈要选择易于宝宝吞咽的食物，制作方法也要适当变化。

2 少喂生硬冷食或油腻的食物

宝宝发烧，妈妈总想喂冷食，让宝宝降温，但喂冷食易造成宝宝腹泻，应让宝宝少吃冷食。

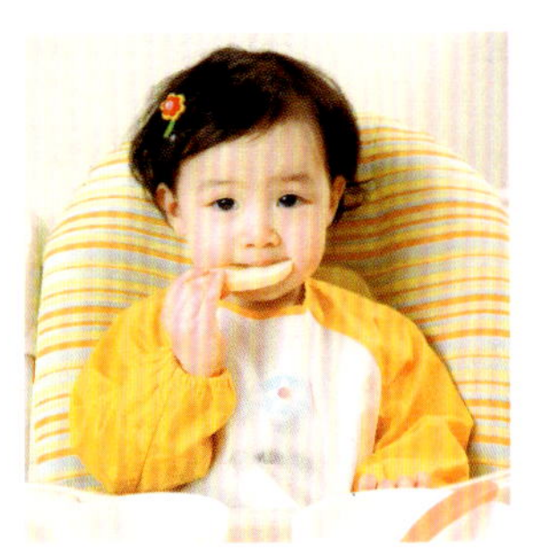

海鲜、肉类及生硬、油腻的食物都不适合喂给发烧的宝宝。这些食物不仅不易被消化吸收，还可能使宝宝发烧症状更严重。

3 多喂含蛋白质和维生素A、维生素C的食物

如果宝宝是因感冒而发烧，妈妈要多喂宝宝富含蛋白质和维生素A、维生素C的食物，如豆制品、蔬菜、水果等。

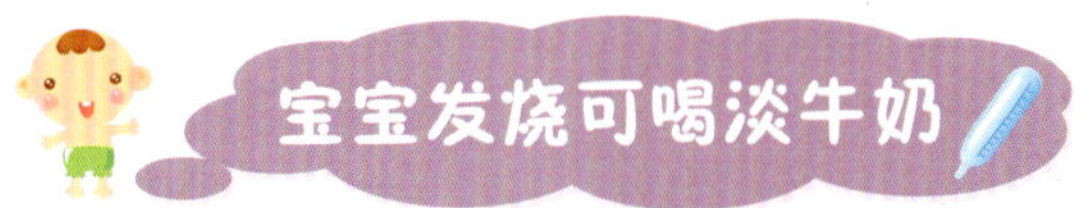

宝宝发烧可喝淡牛奶

当宝宝高烧时，体内的消化和吸收功能相对减弱，消化酶分泌减少，活性也相对降低，而且体内高温容易使蛋白质变性，蛋白质不容易被消化吸收。

因此，高烧时宝宝宜适当减少蛋白质摄入，增加饮水量。把奶饮适当冲淡一点，可解决这一问题。并且对于不愿

喝水的宝宝，可用此种方法补充水分。

小提示

宝宝热退后，则应按原比例冲调奶粉。

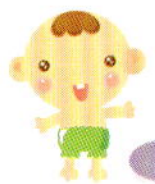

宝宝发烧别吃荤

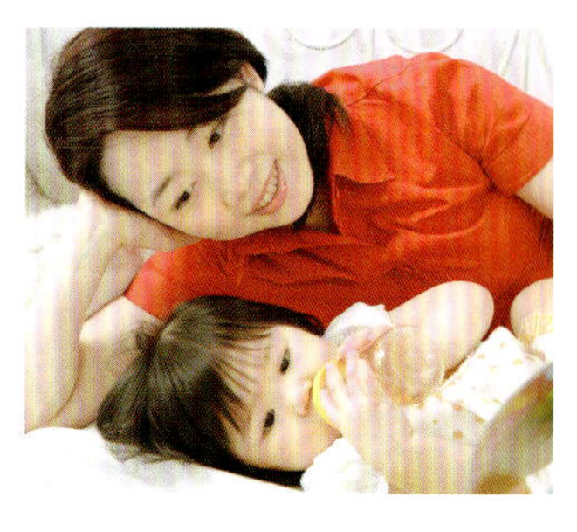

发烧是以交感神经系统活动增强为特点的全身性反应。

唾液的分泌及胃肠的活动也会减弱，消化酶、胃酸、胆汁的分泌都会相应减少，这些食品如果长时间地滞留在胃肠道里，就会发酵、腐败，最后引起中毒。

所以当宝宝发烧时，父母不要给他们吃肉、蛋类等荤腥食物，应多喝开水，多吃新鲜的蔬菜和水果。

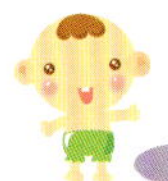

发烧宝宝不宜吃鸡蛋羹

宝宝生病发烧、食欲不振时，妈妈常会做份鸡蛋羹给他吃，认为鸡蛋羹容易被消化，而且有营养，对恢复健康有利。专家指出，这种做法不科学。

大家都知道，人在进食后体温会略有升高。这是因为，食物在体内氧化分解时，除了本身释放出热能以外，还会增加人体的基础代谢率，刺激人体产生额外的热量，食物的这种刺激作用，在医学上称为食物的特殊动力作用。然而，这种作用与进食的总热量无关，而与食物种类有关。

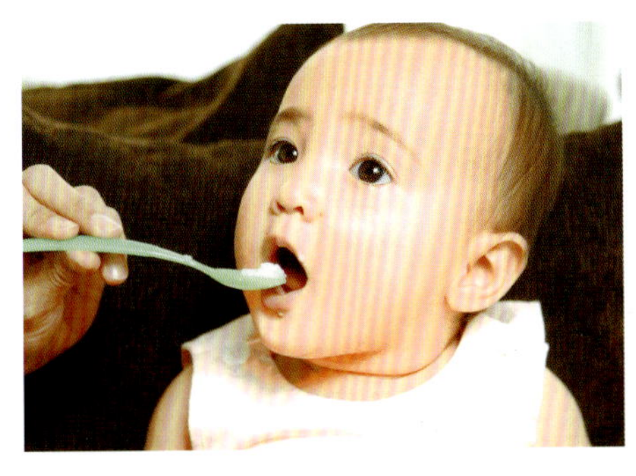

进食碳水化合物，可增加基础代谢率的5%～6%，脂肪会增加基础代谢率的3%～4%，两者持续时间只有1小时左右。而进食蛋白质影响最大，可增加基础代谢率的15%～30%，持续时间也较长，有的可达10～12小时。鸡蛋中蛋白质含量较高，发烧时食用，不但不能使体温降低，反而会升高，不利于病情的恢复。鉴于这一点，其他高蛋白食物，如瘦肉、鱼等，也会额外增加身体的热量，应尽量少吃。

发烧病人的饮食应该力求清淡、易消化，并含有丰富的维生素。一般以流质或半流质食物为主，如米汤、稀饭、面条、藕粉等，并搭配一些新鲜水果。蛋白质是身体修复的必需物质，在病人退烧后，可以食用清鸡汤面片、菜泥粥等半流质食物。到病情恢复后期可以多补充瘦肉、鱼、豆腐等高蛋白食物，有利于早日恢复健康。

宝宝发烧时应少吃糖

宝宝发烧时往往感到口中无味，父母会给他们加些糖来增加食欲。其实，这是错误的。

感冒发烧时，消化液分泌减少，消化酶活力降低，胃肠运动缓慢，消化机能失常，常常表现为食欲下降。中医认为“甘能伤脾”，此时如果让孩子吃过多甜食，可使体内消耗掉大量维生素。而人体缺乏这些维生素后，口腔内的唾液就会减少，食欲反而更差。尤其是饭前，如果吃糖较多的话，则会引起血糖升高，会使患儿失去饥饿感，到吃饭的时候不愿吃东西。

过多吃甜食还会降低免疫力。大量的甜食含丰富的蔗糖、果糖等成分，当人体血糖超过一定程度时，就会发生以下两种情况：一是促使金黄色葡萄球菌等化脓性细菌加快生长繁殖，引发疖疮等皮肤感染；二是当糖在体内分解产生热量时，会产生大量丙酮酸、乳酸等酸性代谢物，使机体呈酸性体质。酸性体质不仅容易感染，还可引起其他一些儿童期疾病，如软骨病、脚气病、慢性消化不良、性情暴躁等，严重的还可引发免疫系统疾病。

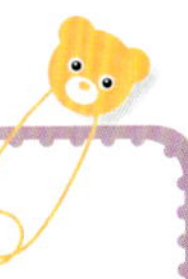

小提示

专家再次提醒：宝宝发烧时，应该多休息、多饮水，以利降温和排泄体内有害物质，饮食以清淡、易消化、有营养为好。

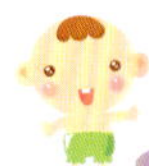

护理发烧宝宝的常见误区

1 错误一：退烧后马上停药

发烧是宝宝一种常见的临床症状，是人体正在发动免疫系统抵抗感染的一个过程。体温正常不等于疾病治愈，它只是预示疾病有所好转，而造成感染的病毒或细菌此时不一定被彻底控制，体内的细菌、病毒可能还存在，炎症还未完全消失。所以用药需要一定的疗程，才能彻底消灭体内的细菌、病毒而完全治愈，否则疾病有可能复发或迁延，导致病情更为复杂、严重。

因此，宝宝退烧以后，应该继续遵医嘱服药，待病情痊愈后再遵医嘱停药。

2 错误二：恢复期进食油腻食物

宝宝在生病的时候，一般都会食欲不振，对于宝宝发烧导致的食欲不振，父母不必过于焦急和忧虑，这是一种暂时的现象。烧退了以后，宝宝消化吸收功能不可能一下子恢复到正常水平。

有的父母认为，宝宝发烧时消耗了不少能量，病后应尽快补充。其实这时，小儿形气未充，各个脏腑的机能尚不健全，消化能力较弱，过分地补充营养不但不会吸收，还会增加消化器官的负担。个别患儿因为体内邪热未清，又进食油炸、甜腻食物化湿生热，造成病情反复，中医称“食复”。

因此，退烧后的饮食最好选择一些清淡、易消化的食物，如粥、蛋羹、面条等，不要让宝宝吃高糖、高脂肪的食物，如炸鸡、炸肉、炸薯条、奶油蛋糕等，以免影响身体恢复。如果宝宝食欲差，不要勉强宝宝进食，可以少食多餐。

发烧期间出汗增多，机体水分消耗增加，父母应给宝宝多喝一点水和果汁，以补充水分和电解质。西瓜汁和绿豆汤是夏季解热祛暑的佳品，梨汁有润肺止咳的作用，米汤、藕粉易于消化吸收，猕猴桃、番茄等富含维生素C，这些食物父母可酌情选用。

小提示

宝宝发烧时喝点金橘汁也是不错的选择。因为金橘具有通气健胃、祛痰清热的功效。季节转换是宝宝容易感冒的时候，此时每天喝一些金橘汁，也可以预防感冒。

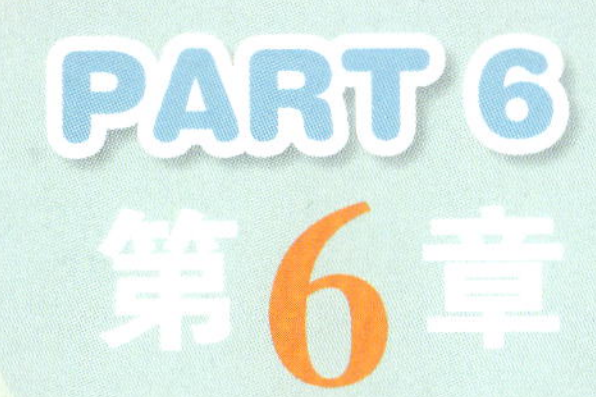

PART 6 第6章

宝宝发烧食疗菜谱

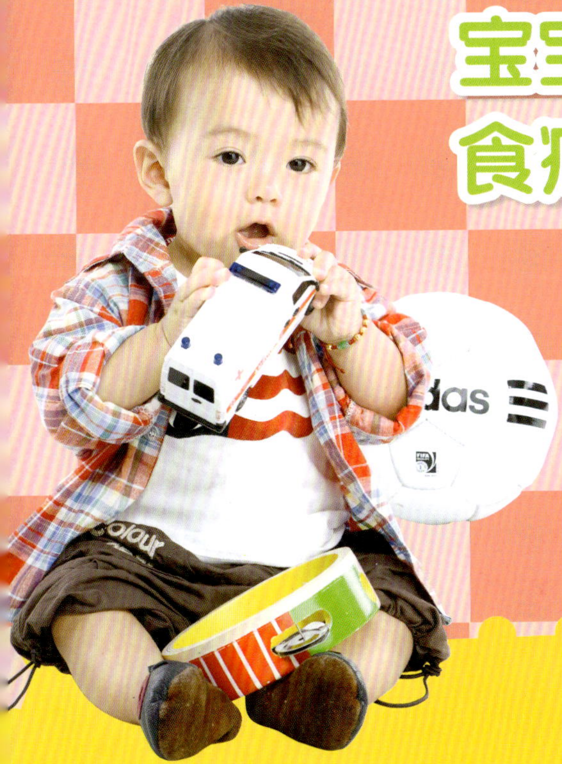

地瓜泥

●**材料：**

地瓜50克。

●**制法：**

将地瓜洗净后，削皮切块。将切好的小块放入电锅蒸1小时，取出后压成泥状即可。

●**营养小典：**

地瓜含有丰富的糖类及膳食纤维，肉质黄色或橙红色的地瓜，所含的胡萝卜素更高。

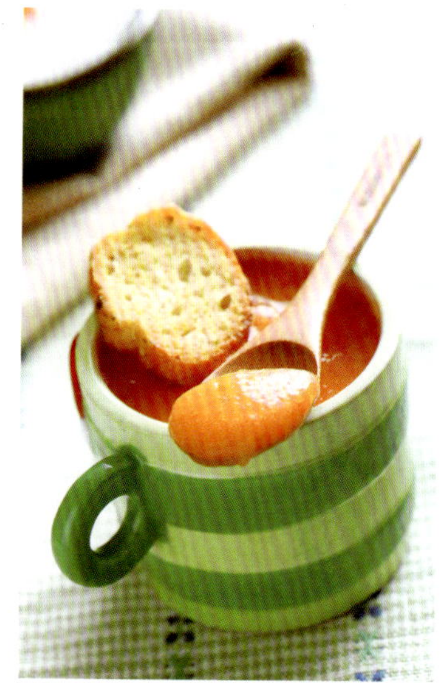

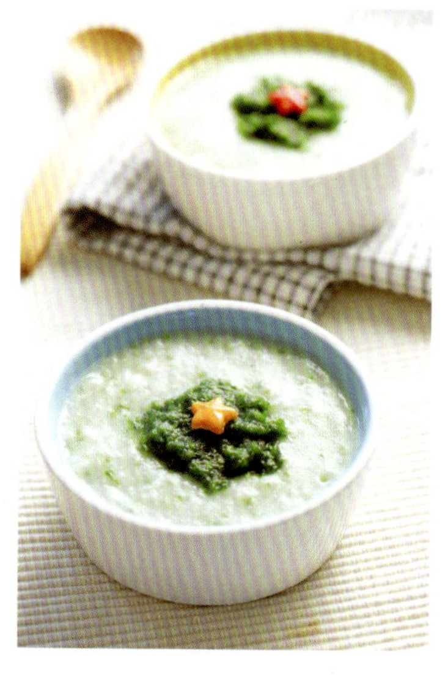

菠菜麦糊

●**材料：**

菠菜叶20克，婴儿麦粉40克。

●**制法：**

❶ 菠菜洗净摘下叶片部分切成丝状，将菠菜丝放入热水中煮熟，捞出放凉。

❷ 煮熟的菠菜丝以研磨器磨成糊状，锅中加少许的水煮沸，加入菠菜糊及婴儿麦粉调匀即可。

翡翠粥

●材料：

地瓜叶20克，米20克，水适量。

●制法：

❶ 将水和米以10：1的比例入锅，煮熟至呈稠状。

❷ 将地瓜叶仔细洗净，放入沸腾的开水中煮烂，再将煮烂的地瓜叶剁碎、捣烂，与煮好的米粥仔细拌匀即可。

●营养小典：

地瓜叶的营养价值高，但热量却不高，建议家长若要以粥品作为主食，可用地瓜叶搭配入菜。米粥易消化且食后具有饱足感，方便宝宝食用。

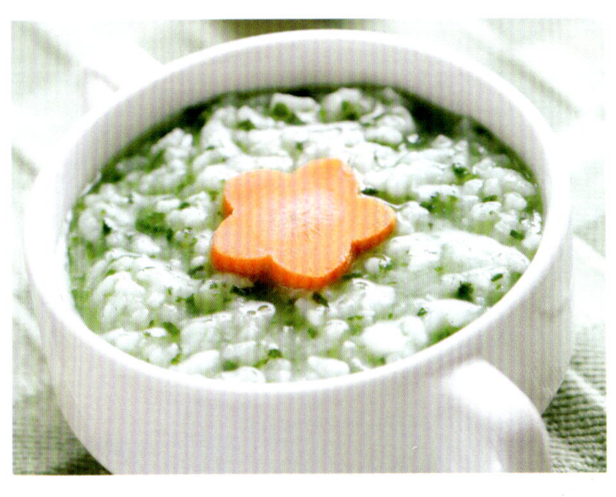

黄金薯泥

●材料：

马铃薯100克，地瓜20克，牛奶15毫升。

●制法：

马铃薯、地瓜洗净，去皮后切成约1厘米的厚片，入电饭锅蒸约25分钟。取出后压成泥状，拌入牛奶调匀后即可食用。

●主要营养素：

蛋白质、膳食纤维、维生素C。

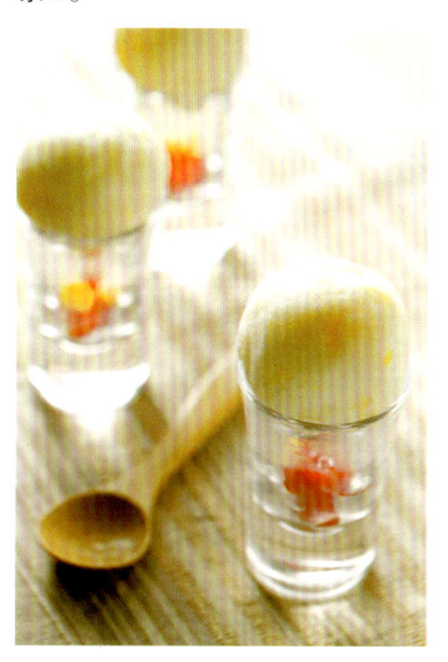

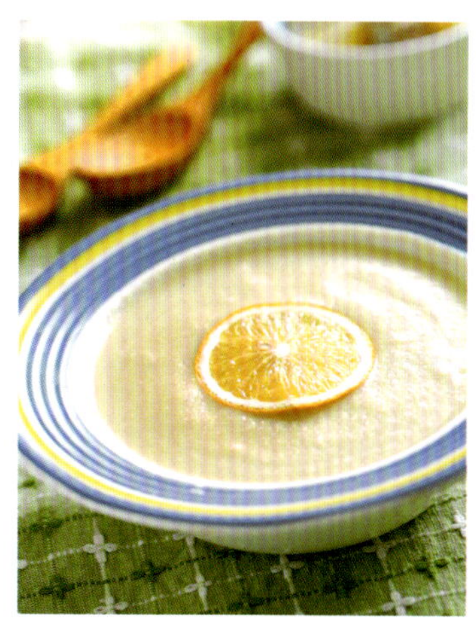

柳橙米糊

●材料：

柳橙1颗，米粉3匙。

●制法：

柳橙压汁后，加入米粉搅拌均匀即可。

●营养小典：

当宝宝适应米糊和柳橙汁后，就可尝试。也可挑选其他新鲜的蔬菜水果，依照此法来制作，但妈妈需注意一次只能让宝宝尝试一种新的食物，并先给予1汤匙的量来尝试。

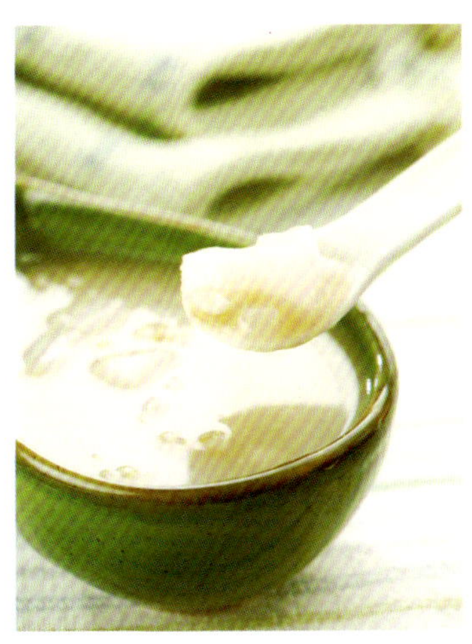

薏仁山药粥

●材料：

薏仁10克，山药75克。

●制法：

❶ 山药洗净、去皮、切丁。

❷ 薏仁洗净，用水泡4小时后，用大火煮沸，转小火煮至熟，再放山药丁煮15分钟，即可食用。

●营养小典：

山药含有大量淀粉、蛋白质、维生素、矿物质等，是营养价值较高的食材。

番茄豆腐汤

●材料：

番茄50克，老豆腐80克，自制蔬菜高汤。

●制法：

❶ 将番茄洗净，切成小丁，老豆腐洗净，切成小丁。

❷ 将番茄、老豆腐放入煮沸的蔬菜高汤中，煮至软烂即成。

●营养小典：

本品钙、蛋白质、维生素含量较丰富。

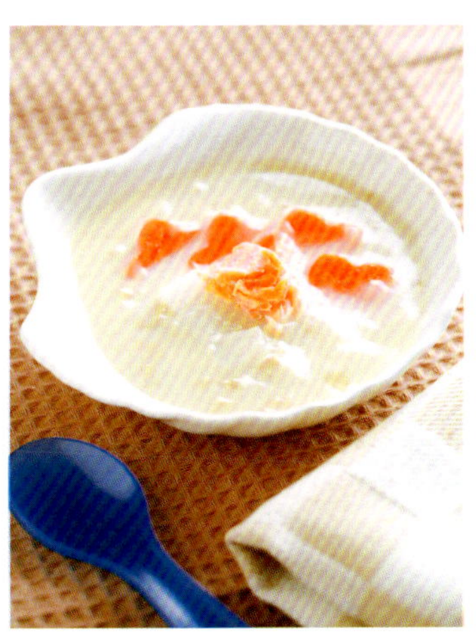

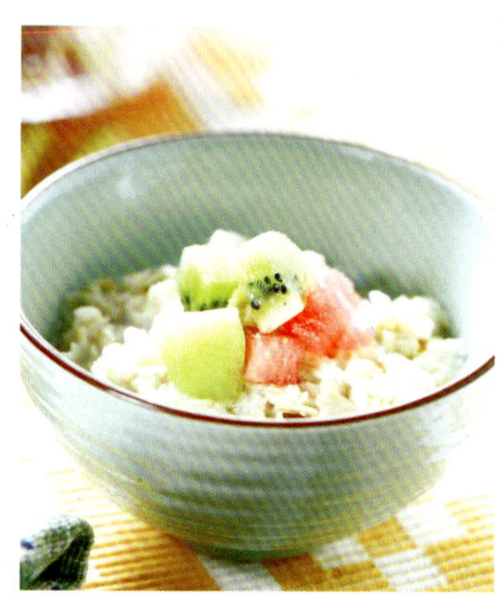

水果燕麦粥

●材料：

西瓜10克，菠萝10克，奇异果10克，燕麦片20克，牛奶200毫升。

●制法：

将所有水果洗净切成小丁备用。备一小锅倒入牛奶煮开后，加入燕麦片略煮即可关火。将牛奶燕麦片盛入碗中，待稍凉后，再放上水果丁，一起搭配食用。

●主要营养素：

蛋白质、膳食纤维、维生素C、维生素E。

黄金小米粥

●材料：

小米50克，地瓜30克，毛豆仁10克。

●制法：

地瓜去皮切小丁，小米、毛豆仁洗净，备用。锅中入水约1000毫升煮开，放入所有材料煮沸后，转小火煮10～15分钟，可加入适量糖调味后，熄火盖上锅盖约5分钟至米粒熟透即可。

●主要营养素：

B族维生素、维生素E、膳食纤维、蛋白质。

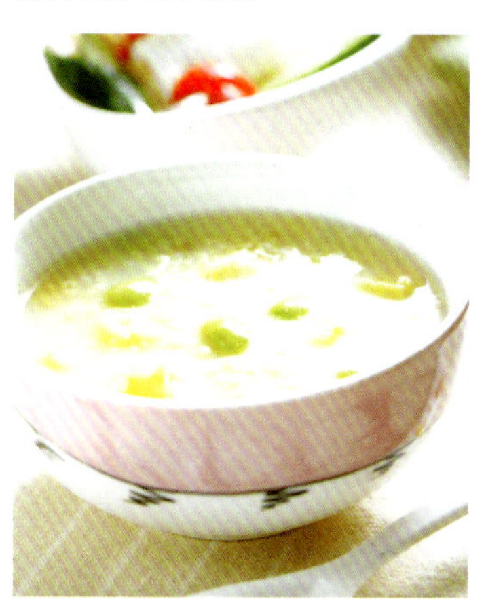